这样做

孩子 长得高 视力好

李爱科 ———— 主编

北京市健宫医院儿科主任
北京东城中医医院儿科主任、副主任医师

 中国纺织出版社有限公司

图书在版编目（CIP）数据

这样做 孩子长得高 视力好 / 李爱科主编 . —北京：
中国纺织出版社有限公司，2019.10

ISBN 978-7-5180-6399-4

Ⅰ．①这… Ⅱ．①李… Ⅲ．①儿童－营养卫生②儿
童－视力保护 Ⅳ．①R153.2②R779.7

中国版本图书馆CIP数据核字（2019）第147212号

主　编　李爱科
编委会　李爱科　石艳芳　张　伟　石　沛　赵永利　姚　莹
　　　　王艳清　杨　丹　余　梅　李　迪　熊　珊

责任编辑：傅保娣　　责任校对：王花妮　　责任印制：王艳丽

中国纺织出版社有限公司出版发行
地址：北京市朝阳区百子湾东里A407号楼　邮政编码：100124
销售电话：010-67004422　传真：010-87155801
http://www.c-textilep.com
E-mail:faxing@c-textilep.com
中国纺织出版社天猫旗舰店
官方微博http://weibo.com/2119887771
天津千鹤文化传播有限公司印刷　各地新华书店经销
2019年10月第1版第1次印刷
开本：710×1000　1/16　印张：12
字数：167千字　定价：55.00元

凡购本书，如有缺页、倒页、脱页，由本社图书营销中心调换

前 言

P R E F A C E

如今，很多家长都有这样的疑问：

"为什么现在校园里的孩子，含胸驼背、身材矮小、戴眼镜的到处都是？"

"我和老公的个头都很高，为什么孩子那么瘦小？"

"我和老公都不近视，为什么孩子却近视了呢？"

……

孩子寄托着家长心中最美的希望，而孩童阶段是人成长过程中最具可塑性的阶段。身高和视力是关系孩子未来发展重要的两个因素，一定要在早期打下良好的基础。

然而，当今工作压力大，生活节奏快，使得家长难以细致地看顾孩子每个阶段的生长发育；校园管理模式和升学压力，使得老师们忽视了对学生身高、身姿、视力的保护；学习紧张、课业繁多，孩子的自我约束力较差，很少会自主地锻炼身体、保健视力。

鉴于此，本书总结了一套系统而全面的提升孩子身高和视力的方法。如适合不同年龄段的运动、有效的按摩，简单易学的眼保健操、视力游戏，饮食等，相信在爸爸妈妈的关心爱护下，孩子的身高增长、视力改善不再是难题。

同时，每个孩子生来都是独一无二的，有的天生体质比较强，有的相对体质比较弱。不同孩子的先天体质特点不同。很多时候，有的孩子表现出一种症状是生病了，而对于有的孩子来说，则不是什么大问题。所以，家长也不要草木皆兵，也不能太过于跟其他孩子对比，而要结合自己孩子的实际情况来对待。

　　有了父母的悉心呵护，才能保证孩子拥有高个子、好视力。此外，还要有意识地在孩子的生活内容和生活节奏上给予科学的安排，养成合理的生活习惯，这会让孩子更健康、更快乐、少生病、少哭闹。如此一来，孩子的身高、视力都会处于良性的发育之中，整个家庭都能进入一种良性循环的状态。

李爱科

2019 年 4 月

家长最关心的问题

Top 1 父母高，孩子应该也高吧？

身高属于基因遗传，决定身高的基因不止一个，而是由多个基因控制的。父母对孩子身高的影响，要看他们形成的性细胞（精子和卵子）中贡献出来的有效基因的多少，而不是简单地看他们表现出来的身高。父母双方都有 35% 的因素，还有 30% 是靠孩子自己后天努力。相同概率情况下，也有可能是二者的自由组合，或者更好，或者也有可能更糟。

归根结底就是先天性对身高来说具有很大的偶然性！因此，不要以为父母高孩子就可以"坐享其成"，其实，在孩子长身体的时候补充好营养，还有适当的锻炼，是非常重要的。

Top 2 遗传的矮基因不能改变吗？

父母身高都不高的孩子依然有长高的可能，这符合人类进化的规律，所以父母个子不高，也可在孩子生长发育期内，采用科学的长高方法，如在运动、饮食、睡眠等方面做好工作，让孩子有机会长得高。

Top 3 "妈矮矮一窝"，有科学依据吗？

民间流传这样一种说法："妈矮矮一窝。"于是很多个子不高的妈妈就非常担心——自己的身高会不会影响孩子呢？

这种说法过分地把遗传的责任全部推在了妈妈的身上，认为后代的身高与妈妈有着更大的关系。其实，把身高问题单纯地归结到爸爸或妈妈单方面都是不正确的，孩子后天的营养、运动、睡眠情况等也对身高有着很大的影响。

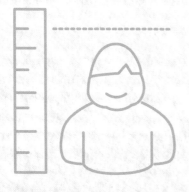

Top 4　眼睛出现问题，就很难恢复吗？

视力下降（还未到中高度近视或者远视）也可以通过自愈能力得到改善，意思就是裸眼看不清周围的人通过努力也可以看清楚。相信自己身心的力量，坚信自己一定能够好起来，并在这种强烈的意志下不断地训练就一定能成功。

Top 5　为什么幼儿看书看电视爱离得近？

儿童视觉发育是由远视眼到正视眼的过程，6岁前幼儿是远视眼，看小字吃力，看书容易拿近，应该给孩子看些大号的字体。不过此时幼儿的远视力也没发育到1.0，坐远了看电视也看不清楚，也喜欢坐近处看电视。这些习惯通常会随着孩子长大而消失。但如果6岁以后的孩子，也是近看书和坐近看电视，可能就有屈光不正了，一定要带孩子去做眼光检验。

Top 6　产生近视的环境因素哪些最主要？

近距离用眼是产生近视的后天因素，即看书多、写字多、看电视、玩手机等，发生视疲劳多，易引发近视。但近年来有科学家证实，比近距离用眼多更为主要的致近视因素，是户外运动少。有些家长会说，那就让孩子在家少看点书，多做室内运动，也能防近视吧？经研究，只在室内运动锻炼，并不能完全起到预防近视的效果。

大量研究显示，多巴胺与阻止眼轴拉长有关，而在光的刺激下，眼睛能够释放更多的多巴胺。经常在户外活动，能增加孩子接收光线的时间，促进视网膜释放多巴胺，有效抑制眼球的异常增殖，从而抑制近视的发生和发展。

现在孩子的学习任务比较重，长时间近距离用眼，本身会对眼睛造成压力，但如果每天能进行2~3小时的户外活动，压力就能得到有效缓解。

目录
C O N T E N T S

第 1 章　父母懂"医养"：孩子长得高、视力好

第 2 章　与孩子长高有关的三大黄金成长期

第 3 章　合理运动，
孩子长得更高更结实

第 4 章　孩子长不高，
可能与所患疾病有关

练视力、勤保健，眼睛自然好

视力游戏，
愉快中提升视力

让孩子远离眼疾困扰

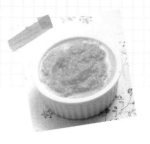
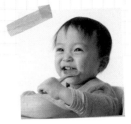

第8章 选对食材，高个、好视力的基石

第9章 中医按摩法，孩子个子高、眼更亮

第 1 章

父母懂"医养"：
孩子长得高、视力好

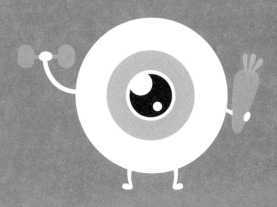

呵护先天之本，巩固后天之本

● 母体"肥沃"是孩子的先天之本

什么是孩子的先天之本？孩子的先天之本在于母体的健康程度。胚胎的生长、发育都依赖于母体的营养供应，所以孕妇的营养状况直接影响胎儿的生长发育。这就好比是一粒种子，只有种在肥沃的土地上才能长出健壮的小树苗，日后也才有可能长成参天大树；否则土壤过于贫瘠，这粒种子也就只能长成细弱无力的小树苗，能不能长大都成问题，说不定还没等到长大，就被大风刮得夭折了。所以，土壤的肥沃与贫瘠决定了种子能否长成大树，而母体是否康健也决定了孩子是否能够茁壮成长。

● 气血和营养是"肥沃"之源

母体是否"肥沃"说的就是气血是否充足，营养是否全面、均衡。除了那些患有先天性遗传疾病的孩子，绝大多数孩子生下来都是健康的，但却存在着强弱之分。如出生时体重 2000 克的婴儿与 3500 克的婴儿相比，在同样的喂养条件下，通常 2000 克的孩子抵抗力差，容易生病，要比 3500 克重的孩子难养得多。

一般来说，如果孕妇体内寒气重，或在怀孕期间吃了太多寒凉食物，那么她生下来的孩子身体内也会寒气重，并且容易得腹泻、感冒、咳嗽、哮喘、黄疸等病症。这些病不仅在孩子小的时候常常出现，随着年龄的增长，只要没有根治，都会影响其健康。

如果孕妇在怀孕期间营养不良，也会导致孩子出生后体弱多病。一般来说，造成孕妇营养不良的原因有两个：一是孕妇原本就体弱多病；二是妊娠反应过大，经常呕吐，胃口不好，挑食、偏食严重等。

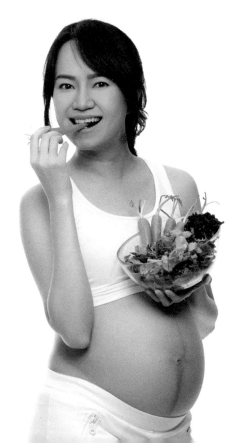

先天不足的孩子能改善体质吗

如果说孩子已经先天不足了，那么是不是就没有希望了，一辈子都得在健康上输给别人呢？当然不是。只要父母加强对孩子后天的营养和锻炼，其先天的不足还是可以弥补的。可以将母亲的气血补足，通过提高母乳的质量来改善；添加辅食后通过均衡营养来改善。例如，当孩子身体出现不适时，通过母乳的调整治愈孩子的病症，让妈妈优质的奶水保证瘦弱的婴儿健康成长。所以只要方法得当，先天不足的孩子也能健康快乐地成长。

弥补先天不足，巩固后天之本

对于先天体质好的孩子，家长只需继续维护即可；而对于那些先天体质差的孩子来说，在起跑线上就已经落后了，如果父母再不通过后天的努力来弥补，那这些孩子可能永远不会像先天体质好的孩子那样健壮。为此，家长要在平时多下工夫。

学会保护和调理孩子的胃肠

有的孩子尽管被家长非常尽心地照顾着，可还是体弱多病，这种情况多见于先天不足的孩子。这些孩子一生病就吃药，吃药后胃口被破坏了，不愿意吃饭，时间久了，孩子抵抗力就会下降，更容易生病，生病后又要吃药。孩子的身体陷入了恶性循环，其根本原因是药物破坏了孩子的胃口，影响了胃、肠对食物的消化、吸收，所以家长必须学会保护和调理孩子胃肠的方法，这也是保证孩子气血充足、身体强健很重要的方面。

努力让孩子吃好

了解一些营养知识，合理地为孩子安排一日三餐。如今，"小胖墩"和"豆芽菜"都在逐年增多。"豆芽菜"是营养不良导致的，而"小胖墩"其实也是营养不良的表现。孩子在13岁之前，身体与智力发育快，身高、体重增长迅速，如果因为饮食不合理、偏食造成孩子营养不良，不但会影响孩子的生长发育，还会影响孩子的智力、情绪和性格，而这些将终生"陪伴"孩子，影响孩子成年后的生存质量。所以，父母要在孩子生长发育过程中，保证孩子饮食合理、均衡。

一般来说，中医不把人的精神孤立地看待，而是将情绪、性格等看做身体状况的反映。当孩子由于先天不足、后天的喂养不合理，或者是脾胃虚弱等原因，长期消化、吸收不良时，就会造成全身各个脏器的发育不完善及虚弱。

心气虚时，不愿意讲话、没精神；肺气虚时，爱哭、忧心忡忡、多愁善感；脾气虚时，肌肉酸懒、不愿活动、情绪抑郁、疑心过重；肝阴虚时，情绪低落、易惊、胆小、目倦神疲、腰膝酸软；肾阳虚时，恐惧、害怕、不敢见生人；等等。

这些心理症状在孩子和成人身上都会出现，究其原因都是气血不足及各脏器的功能虚弱、失衡。所以，要想使孩子的身体、心理健康，个子高、视力好，永远聪明、快乐，家长就一定要知道，孩子在整个生长发育过程中，合理、均衡、全面的营养是最关键、最重要的。

让孩子养成运动的习惯

"生命在于运动"，人们也越来越信服这一观点，并且将"生命在于营养，健康在于运动"当做生活真谛。各位家长都很清楚地知道运动锻炼对健康的重要性，一方面，适度的运动可以促进血液循环和新陈代谢，调节和兴奋神经中枢，增强和提高免疫力；另一方面，运动还可以增加饮食，提高睡眠质量。因此，父母应该多鼓励孩子参加体育运动，不断为健康增值。

让孩子养成良好的生活习惯

孩子在成长的过程中，常常受到父母一些观念的干扰。例如，孩子长得慢，身高低于同龄孩子，有些父母则认为这是孩子发育晚的表现，从来不从营养缺乏或罹患疾病的角度去思考；有些父母不注意孩子的用眼卫生，认为那是遗传的，自己不近视，孩子也不会出问题。现实到底是怎样的呢？很多父母最终由满怀希望变为终生的失望和遗憾。

所以，各位家长一定要提前做好准备，熟悉相应的知识，把握时机，让孩子养成良好的生活习惯。尤其是在孩子培养习惯的关键时期，父母一定要重点把握。

做懂"医养"的父母，助孩子防病于未然

孩子之所以生病，很大一部分原因在于家长缺乏最基本的医学常识，根本不懂医，所以在孩子发病的早期疏忽了。事实上，孩子的五官表情、大便的颜色以及腹痛、腹泻等症状，都在表明自己生病了。可是，很多家长根本不明白这些表征是什么意思，又或者根本就没有注意到这些，也就更谈不上对孩子采取正确的防控措施了。

因此，家长一定要掌握一些医学知识，从医学的角度来养育孩子，并且要活学活用，举一反三，否则家长不懂医，孩子生病了就容易乱投医，这样很容易贻误孩子的病情。

孩子长高个，调好脾胃是前提

● 孩子能否长高个，在一定程度上取决于脾胃

每个家长都希望自己的孩子健康聪明、个子高高的，但这在一定程度上取决于孩子的后天之本——脾胃。脾胃好了，孩子身体就高大健壮，反之则爱生病，不是虚胖就是瘦瘦小小的。中医说"脾主肌肉"。如果把脾比作树干，那肌肉就是枝叶。树干粗壮，枝叶自然茂盛；树干瘦小，枝叶当然稀疏枯黄。

中医认为，脾胃互为表里，是消化系统的主要器官。它们主要作用是运化水谷，也就是消化食物并吸收所含的养分供身体利用。脾胃功能越健旺，水谷精微物质的吸收便越充分，孩子的气血就越旺盛，身体也越健康；脾胃功能减退，吸收不充分，难免面黄肌瘦、体倦神萎，食少多病，影响孩子的身体健康。所以，脾胃虚弱的孩子在生活中一定要注意脾胃的调理。

● 长夏养脾最关键

中医认为"脾主长夏"，夏季炎热多雨，湿为阴邪，好伤人阳气，尤其是脾阳，由于脾脏喜燥而恶湿，一旦受损，则导致脾气不能正常运化，而使气机不畅，表现为消化吸收功能低下，症状表现可见脘腹胀满、食欲不振、口淡无味、胸闷欲吐、大便稀溏，甚至水肿。因此，在长夏一定要注意饮食、起居的应时应季变化，以预防疾病发生。

在日常生活中，除食用冬瓜、绿豆芽、小白菜、苦瓜之类清热食物外，还要吃些薏苡仁、芡实、赤小豆，常喝稀饭、淡茶、菜汤、豆浆、果汁等。经过炎夏的消耗，入秋后人体消化功能逐渐下降，肠道抗病能力也减弱，稍不注意，就可能发生腹泻，所以大鱼大肉等易生火的食物尽量少吃，吃海鲜和烧烤时，也要注意食材的新鲜。

● 饮食三分饥、七分饱

孩子往往是爱吃什么就使劲吃，尤其是吃些不易消化的肉食。吃多了一是损伤脾胃，影响消化吸收，久而久之导致营养不良；二是造成脾胃食积。中医认为"久饥化热"，有内热容易导致外感，易生感冒等。

● 若想脾胃好，要把饭菜嚼成浆

中医认为，"吃饭须细嚼慢咽，以津液送之，然后精味散于脾，华色充于饥。"细嚼慢咽对孩子的脾胃及整个身体都有着许多好处，包括预防口腔疾病、增进营养吸收、增强食欲、减少胃肠道疾病、预防肥胖、促进血液循环、有利于防癌等。

那么怎样才能让孩子做到慢食呢？

可以让孩子在饭前喝温开水或淡汤以增加饱腹感，或者多吃耐咀嚼的食品，如红薯条、鱼干、带骨鱼、牛肉干、煮玉米等。

● 适当吃点健脾安神的茯苓

茯苓是菌科植物，性平、味甘淡，有健脾安神、利水渗湿的功效，主治脾虚泄泻、心悸、失眠、水肿等症。用茯苓做成的食物美味又健脾，如茯苓栗子粥。

● 思伤脾，及时发现孩子的心事

中医有"思虑伤脾"之说，思虑过多就会影响脾的运化功能，导致脾胃呆滞、运化失常、消化吸收功能障碍，从而出现食欲不振、胸腹胀闷、头目眩晕等症状。因此，父母一定要及时发现孩子的心事，积极为孩子排除烦恼。

● 体育锻炼增强肠胃功能

适当的体育锻炼能增强孩子的肠胃功能，促进肠动，加快消化液分泌，从而使食物的消化和营养成分的吸收加快，并且能够充分改善胃肠道本身的血液循环，使新陈代谢加快，消化系统也不容易老化，所以孩子在平时生活中要适当进行体育锻炼。

对孩子蛮补无异于"拔苗助长"

厌食、挑食、不爱吃饭，很多孩子都有类似的情况，作为父母应该从饮食上去调理，而不是从"补"上下手。如果一个孩子因体弱、厌食、长不高等而疯狂地进补，那么他原本健康的身体也会受到威胁。这种蛮补无异于"拔苗助长"，久而久之，很容易使健康的儿童患上一系列病症，例如，补钙过多易患低血压，补锌过多容易出现锌中毒等。

🍂 一学就会的脾胃保健操

大多数健脾药物都有清热作用，经常服用容易反而伤害脾胃。"冰冻三尺，非一日之寒"，给孩子养脾胃还得慢慢来，走捷径只会反受其害。家长们可以学一套保健操，如果孩子脾胃较弱的话，可以多做一做。

一般情况下，在饭后1小时做脾胃保健操会比较好，坚持进行，便可以让孩子由开始病恹恹的状态变得生龙活虎起来。

脾胃保健操的具体做法

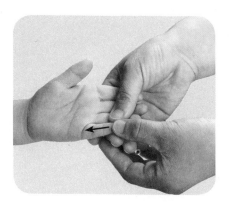

补肾经

肾经位于小指末节螺纹面，直推小指指尖到指根 200~300 次。

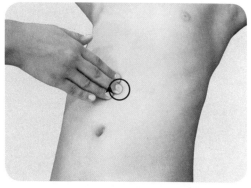

揉中脘

用掌心或者拇指以外的四指顺时针方向摩腹 5 分钟，用中指按揉肚脐上 4 寸的中脘穴 5 分钟。

扫一扫，看视频

按揉足三里

按揉双腿外侧的足三里穴，各按揉 1 分钟。

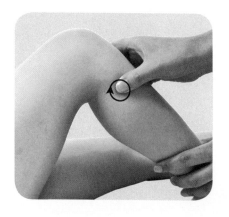

调好肝肾，是长得高、视力好的根本

● 孩子长不长个，主要取决于肾

有一些孩子，个头总是比同龄孩子要矮，这主要是肾功能发育不健全引起的。中医认为"肾主骨"，即肾充养骨骼。孩子肾功能发育完善，骨骼才会健壮，才会长高个。

肾有掌控骨骼生长的功能

孩子肾精充足，骨质才会得到很好的滋养，骨骼发育才会良好，个头会长得高；孩子肾精不足，骨骼就会失去滋养，就会影响长个。

肾功能失常，骨骼就会生长缓慢

小儿肾功能失常，就会造成骨骼发育不良或生长迟缓、骨软无力等。所以孩子要长高个，就要补好肾。

孩子补肾壮骨，时常按揉手上三个补肾穴

对于一些因肾功能失常导致骨骼发育不良的孩子，家长平时可多帮孩子推拿手上的三个穴位：肾经、肾顶、肾纹。长期坚持，可以使孩子更聪明、强壮。

具体操作方法如下。

补肾经：用拇指顺时针揉孩子左手小指的螺纹面 120 次左右。

掐肾顶：拇指和食指并拢，掐按孩子左手小指的肾顶穴 3～5 次。

揉肾纹：用拇指按揉孩子左手小指的肾纹穴 150～200 次。

还可按揉右手，左右手均可。

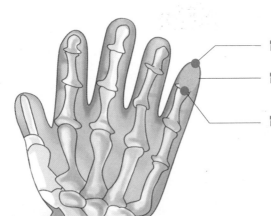

肾顶：位于小指的顶端

肾经：位于小指末节螺纹面

肾纹：在小指第 2 指尖关节横纹处

● 养护肝脏，避免过度疲劳

中医讲："肝藏血、主筋，开窍于目。"眼睛在全身的至高之处，只有气血充足的人，眼睛才能神采奕奕。肝脏是一种为人体净化血液、提供营养的脏器，其健康状态很大程度地影响到眼睛的健康。

孩子过度疲劳会给肝脏带来损伤

你的孩子是否在平时经常熬夜做作业，过度娱乐，然后再利用周末进行补觉，却感觉自己怎么都睡不够，如果你的回答是肯定的，那么身为父母的你就要小心了，因为这很可能是孩子的肝脏在向其发出"过度"抗议的信号。

疲劳其实是我们身体发出的正常警示，适度的疲劳是在提醒我们晚上应该舒舒服服地躺倒床上，好好睡一觉以储备明天的能量。至于较长期的疲劳感，甚至睡很久还是觉得全身乏力，就有可能是肝脏受到了损伤。所以肝脏的保养刻不容缓。

避免过度疲劳从日常作息着手

父母应该从孩子的日常作息及生活态度着手，避免孩子因过度疲劳而带来伤害。在孩子的日常生活中主要注意以下几点。

让孩子养成早睡早起的习惯，夜晚不要晚于 11 点睡觉，每天至少保证 8 小时的睡眠。

调整学习心态，不要过度追求完美，制订学习计划量力而行。

适度做户外运动，以舒展筋骨、活动肢体，比如打球、散步、放风筝等，都能养肝、护肝，促进人体气血通畅。

保持良好的人际关系，注意精神调理。肝脏还有疏泄情志的功能，喜、怒、哀、乐这些情绪的抒发也靠肝脏。家长要多与孩子进行沟通交流，使孩子保持心胸开阔，情绪乐观，以使肝气顺达，气血调畅，达到防病保健康的目的。

● 不同季节为孩子肝肾做储蓄

春季注意为孩子养肝、护肝

在春天，肝气旺盛而升发，是养肝的最佳季节。同时，春季病毒滋生，孩子的免疫系统尚未成熟，肝细胞的分化代谢能力较弱，对病毒的抵抗力不强，家长尤其要注意在这一时节为孩子养肝、护肝。平时多晒太阳，以提高身体免疫力；适时多补充一些益于肝脏健康的食物，如猪肝、鸡肝、海带、芝麻、黑米、鱼肉等。

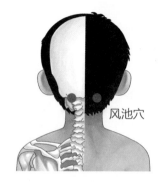

风池穴

风池穴在颈部耳后发际下凹陷处，它是足少阳经与阳维脉的交会处，按摩此穴可以疏风清热、名目开窍。

冬季注意为孩子养肾

冬季补肾顺应了自然界和人体阳气下降潜藏的趋势，补肾的物质可以顺利地藏到肾中。冬季让孩子多吃一些黑色食物，如黑豆、黑米、黑芝麻、黑木耳，都是补肾强体的好食品。

冬季按揉孩子丹田可护肾

丹田穴位于下腹部，前正中线上，当脐下 1.5 寸。丹田穴有护肾暖阳、温暖脾胃的作用。将两手搓热，在孩子腹部丹田穴按揉 20～30 次，直到皮肤温热变红，这个方法可增强孩子机体免疫功能，补肾的元气，提高抗病能力。

冬天御寒，护好孩子三个部位

头部。中医认为，"头是诸阳之会"。如同热水瓶不盖塞子一样，孩子体内阳气最容易从头部走散掉，所以，冬季如不重视头部保暖，体热会很快从头部散发出去，以至于损害阳气。孩子冬天外出，最好戴上帽子。

腰部。腰部是藏肾的地方。寒冬季节，要切实注意腰部的保暖，以免风寒侵袭。

背部。"背为阳"，人的背部是身之表，在督脉和足太阳膀胱经所行之处，是人体健康的重要屏障，易受风寒而损伤人体阳气而致病，且尤其会影响心肺健康。给孩子背部做保暖，可固护阳气，抵御寒邪。

第 2 章

与孩子长高有关的三大黄金成长期

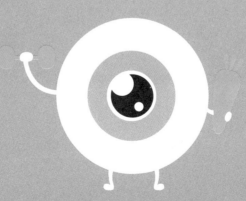

婴幼儿期注重饮食技能、习惯的培养

　　婴幼儿期的生长通常不受遗传因素的影响，营养却是影响孩子生长的关键因素。孩子在8个月后逐渐向儿童期过渡，此时营养跟不上就会影响成年身高。因此，及时添加辅食，满足婴幼儿期生长发育的营养需求是是十分重要的。

注意辅食随时间变换

满4个月的孩子应及时添加辅食（如奶粉、米糊等）

磨好的米粉与水的比例为1：（8~10），粥的黏稠度可参考酸奶

6个月开始添加固体食物（蛋黄泥、菜泥、果泥）

土豆泥：
将土豆煮熟后碾压成泥

蛋黄泥：
取1/4熟蛋黄压碎成粉末状，蛋黄的量可逐渐添加

7~9个月后可以由半固体食物逐渐过渡到可咀嚼的软固体食物（面粥、碎菜粥）

米粥：
类似沙拉酱的黏稠度

西蓝花粥除去硬茎，将花冠部分煮熟后切碎，再撒入米粥中略煮

1岁以上时，大多数孩子可以逐渐转化为进食固体食物为主的辅食

西蓝花：
切去硬茎，将花冠部分煮熟后切成7毫米大小的块

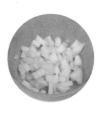

苹果：
切成小块

食物多样化

人们习惯给食物定性，热、寒、温、滞等，结果很多食物似乎不太适合婴儿。从营养心理学上讲，如果婴儿期食物品种过于单调，到了儿童期，出现偏食、挑食的机会将会大大增加。所以，食物要尽量多样化，尤其在婴幼儿期，尽量接触丰富多样的食物，不但能保证营养供应全面，而且有利于预防挑食的不良饮食行为。

添加食物种类的顺序

顺序（由上至下为先后顺序）	添加说明
谷类	适当地加入含铁的营养素，如含铁米粉
蔬菜	将蔬菜压碎过滤，制成菜汁，或者剁成菜泥
水果	制成果汁、果泥
肉蛋类	肉类添加的顺序为：蛋羹泥→鱼泥（剔净骨和刺）→全蛋（蒸蛋羹）→肉末

注：不要用蛋羹代替含铁的婴儿米粉来给婴儿补充铁元素，同时也不要在宝宝未满6个月就添加含肉的辅食

食物多样化对于孩子的营养非常重要，多方面的营养摄入更能满足孩子身体的生长需要，促进孩子的健康成长；形态各异、种类多样的食物可以训练孩子的咀嚼能力和肠胃功能，为以后的身体健康打下坚实的基础。

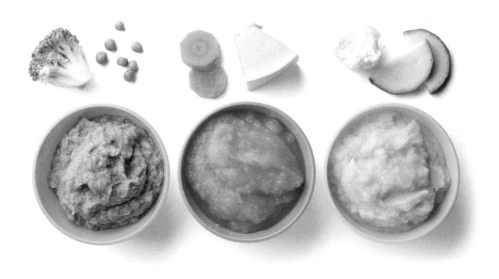

● 各个月龄辅食添加技巧

4~6个月，逐渐适应多种味道

让孩子逐渐熟悉各种食物的味道和感觉，适应从流质食物向半流质食物的过渡。喂蛋白建议等到孩子1岁以后，有过敏家族史的孩子喂蛋黄的时间可以推迟到6个月以后。

7~9个月，食物的过渡，要配合宝宝的进食能力

除继续熟悉各种食物的新味道和感觉外，还应该逐渐改变食物的质感和颗粒大小，逐渐从泥糊状食物向幼儿固体食物过渡，以配合宝宝的进食技巧和胃肠功能的发育，使辅食取代一顿奶而成为独立的一餐；同时锻炼宝宝的咀嚼能力。

10~12个月，适当增加食物的硬度

不仅要满足孩子的营养需求，还要继续锻炼孩子的咀嚼能力，以促进咀嚼肌的发育、牙齿的萌出和颌骨的正常发育与塑形，以及肠胃道功能及消化酶活性的提高。这时，单纯吃泥糊状食物虽然能够满足营养均衡的要求，但是其余的任务却很难实现。可以适当增加食物的硬度，食物应从稠粥转为软饭；从烂面条转为包子、饺子、馒头片；从菜末、肉末转为碎菜、碎肉。

12~15个月，口味依然要比成人的清淡

孩子牙齿也已经基本发育完全，口腔内的"消化程序"已相当完善。这个时期虽然在辅食食材的选择方面已没有太多的限制，但在烹调方面还是要注意口味比成人的稍淡一些，重油或很甜、很咸的食物对于这个时期的宝宝来说，还是太早了。

及时补钙和维生素D，骨骼强韧、长得高

钙是构成骨骼和牙齿的重要成分，孩子在年幼时摄入充足的钙，不仅能满足生长所需，成年后的骨骼也会变得更强韧。同时，还需补充维生素D。维生素D对骨骼的发育非常关键，能帮助钙的吸收，预防佝偻病。

儿童期每年能长高 5～7 厘米

3 岁以后，孩子就告别了婴幼儿期，正式成为儿童了。在儿童期，每年一般能长高 5～7 厘米，到底是 5 厘米还是 7 厘米则取决于遗传、环境、营养等综合因素，比如睡眠、饮食、运动、心理、环境等因素。

每 6～12 个月测量一次身高

人的生长速度是不均衡的，每个人都有自己的特点，所以太频繁地测量身高也是不科学的。测量时间间隔太长，父母就无法及时了解孩子的生长发育情况，出现问题不能及时处理；有些父母给孩子测身高，这个月长了 0.5 厘米，下个月只有 0.3 厘米，就着急找医生了。其实，只要每 3～6 个月测量一次，每年增高 5～7 厘米就"达标"了。一般来说，1 岁前每 3 个月测一次身高、体重、头围；1～3 岁每 6 个月测一次；3～7 岁每 6～12 个月测一次。

睡眠时间和睡眠质量要保证

除营养、运动外，睡眠也很重要。3 岁以后的孩子精力旺盛，睡眠时间比婴幼儿期要短，尤其需要午睡，睡眠时间才能得到充分保证。所以要特别注意孩子的睡眠时间和睡眠质量。

尽管孩子精力很旺盛，我们一定要培养其良好的睡眠习惯，最好晚上 21：00 洗漱，为上床做准备，21：30 之前上床睡觉，21：30～22：00 最好能睡着。孩子经过 1 小时的熟睡状态，到 23：00～24：00 生长激素也到了分泌高峰，这样对于孩子长高个有一定促进作用。

性早熟应看儿科（内分泌）医生

个人的性早熟与群体的发育提前不能混为一谈，所以，父母不要以为现在孩子的生长发育提前了，就以为自己的孩子早些发育没有关系。如果女孩子在 8 岁之前出现乳房增大、阴毛、腋毛生长等任何一项或多项第二性征，或月经初潮于 10 岁以前；男孩在 9 岁之前出现阴茎及睾丸增大、阴毛生长，10 岁前变声等性发育表现者则为性早熟，此时要及时找儿科内分泌医生就诊。

青春期要关注发育之后的 "身高突增"

在青春期由于生长激素和性激素的催化作用，女孩平均可长 25 厘米，男孩可长 30 厘米。

● 关注发育后的身高突增

女孩乳房发育后 1 年左右，男孩则在变声前，身高生长加速。最快时女孩每年可长 8 厘米，男孩每年可长 11 厘米。女孩初潮后平均可再长 5 厘米，男孩变声后可再长 5～10 厘米。所以在整个青春期，女孩平均可长 25 厘米，男孩平均可长 30 厘米。这种生长规律，家长应该有所了解。

● 营养膳食保证营养需求

营养膳食是保证长高的基础，多补充一些钙质食物、微量元素和矿物质元素，这样才能为青春期的成长提供足够的营养；多食用一些牛奶、坚果、骨头汤、鱼类、牛肉等，但是在这些基础上必须保证最基础的营养餐，三餐必须保证，在青春期可以增大饭量。这些都是没有问题的，长身体，多吃点！

● 睡眠、运动能帮助长高

在青春期，运动尤其是跳绳可显著增加孩子的生长速度（即使在月经初潮出现后也是这样），同时还能增加身高突增的持续时间。处于青春期的孩子几乎都因为学习、玩电脑等原因没有办法保证正常的睡眠时间。特别是玩电脑，自从进入网络时代，孩子也在享受网络的便利的同时，也深陷网络游戏、电视剧不能自拔，为此家长应当适当控制孩子的作息时间，让他们从小有一个很好的作息习惯，让长高在睡梦中悄悄进行。所以，青春期尤其要注意睡眠和运动，这将对成年期的身高起重要作用。

孩子的婴幼儿期、儿童期、青春期这三大黄金成长期好比多米诺骨牌，一环扣一环，是一个连续的、动态的过程，这一阶段是下一阶段生长的基础。储备期钙摄入不足的孩子，如果膳食不当、营养不良，就会影响发育期的身高增长；发育期的孩子若不能摄入足量钙，势必会影响长高的最后冲刺。因此，在孩子各个成长阶段，都要保证钙的充分摄入，不能掉以轻心。

把握"春补"，让孩子长高、长壮

春天，人体新陈代谢旺盛，血液循环加快，呼吸、消化功能增强，内分泌激素尤其是生长激素分泌增多，为处在生长发育期的少年儿童创造了条件，孩子的消化吸收能力也会增强，进食量随之增加，身体迅速生长。而营养又是孩子生长发育的基础，很多父母都会抓住这一关键时机，给孩子"春补"，让孩子长高又长壮。

◉ 适当增加蛋白质，补充能量

春季容易感到疲乏，即所谓"春困"。而蛋白质中的酪氨酸可以使脑内产生警觉反应，还可以增强耐寒能力。因此，可让孩子多摄入鱼、鸡蛋、瘦肉、虾、鸡肉、牛肉、小米、红豆、低脂奶制品等富含蛋白质的食物。

春季尤其出现"倒春寒"时，要消耗一定能量抗寒。因此，营养构成应以高热量为主，除谷类制品外，还应选用黄豆、芝麻、花生、核桃等食物，以便及时补充能量。

◉ 春天需要更多睡眠

俗话说"春困秋乏"，其实人体在春天需要更多的睡眠时间，这对长高非常有利。而许多孩子为了完成作业或参加各种学习班，根本不能按时睡觉，长期处于睡眠不足的状态，这种情况下孩子生长的潜能会受到明显的影响。

◉ 身心舒展刺激生长

春季是充满活力的季节，孩子经历了一个寒冷冬季的"猫冬"，在心理和生理上都渴望好好舒展筋骨活动活动。因此，春天父母应该让孩子投入到大自然的怀抱，尽情享受运动的快乐，同时也接受运动带来的生长激素分泌高峰。

◉ 合理营养，切忌过补

良好、合理的营养是保障孩子正常生长的必备条件。对孩子来说，奶类、肉类、蛋类、豆类以及各种新鲜蔬菜、水果、芝麻、枣类、玉米、花生等都是优质的营养品，选择上力求品种多样，让孩子有好胃口。但不可盲目摄入各种补品和所谓的增高品，一些"三无"药品甚至会引起性早熟、骨骺早闭等严重不良后果。

抓住夏天暑假黄金长高期

孩子放暑假了，没有学业的负担，心情也没平时那么紧张，精神就放松了。孩子心情好，自然也睡得好，生长激素就分泌得多。夏天日光充足，孩子在户外活动时间较多，对维生素 D 吸收就比较充足。维生素 D 能促进人体对钙的吸收，所以也能促进孩子长高个。另外，夏季空气湿润，大大降低了过敏性疾病、呼吸道疾病复发的概率，患有这些疾病的孩子得以摆脱疾病的困扰。

所以，夏季又是一个孩子生长发育的小高峰，父母需要利用这些条件来促进孩子长高。

生活要有规律，晚上十点前入睡

夏季白天逐渐变长，黑夜变短。同时因为不用上学，暑期很多孩子不再早睡，熬夜成了常事，而这些不良习惯对正处于身高发育阶段的孩子是非常不利的。

儿童期生长的主要调控因素是脑垂体分泌的生长激素及甲状腺激素，促进软骨组织的增殖及骨化，使得人体的长骨不断加长，促使机体长高。充足的睡眠更利于生长激素的分泌。

每天户外运动 1 小时

夏季衣衫轻薄，非常方便开展体育运动或户外活动。

孩子每天开展 1 小时以上的户外活动，可以促进人体产生维生素 D，从而帮助人体吸收钙，促进骨骼的生长，使骨骼变长、变粗，骨密度增大。运动还可以消耗多余脂肪，在快速生长期预防肥胖。但应注意防晒，避免正午时分在外玩耍。

此外，有些孩子不太注意站、坐、行、读、写的正确姿势，习惯性地低头端肩、含胸驼背，致使脊柱变形，也会影响长高。

合理调节饮食，适量摄入蛋白质

夏天天热，最好能对饮食进行适当调整，合理搭配和多样化，如粗细粮食轮换、荤素间隔等，还可多吃应季新鲜水果。让孩子乐意吃，吃得合理。如果在夏天摄入过多的蛋白质，不仅会增加肝肾负担，易造成消化不良、便秘，还会进一步抑制孩子食欲。夏天孩子们可适当多喝鲜奶，这样更能保证营养物质的充分摄入。

秋季孩子增高小窍门

俗话说"一场秋雨一场寒"，立秋后，天气渐凉，随着几场秋雨的轮番上阵，气温有所下降。人们在经历了炎夏的酷暑和湿闷后，倍感秋季的凉爽和舒适。宜人的秋季，也是人们锻炼身体的黄金季节。

秋季是孩子生长激素分泌相对较少的一个时期，因此也是长高缓慢的季节。难道秋令时节就要放弃让孩子长高了吗？当然不是，此时更需要父母贴心的照顾，孩子才能长高。

● 新鲜蔬果增营养、润燥

秋季是丰收的季节，很多新鲜的蔬果上市，可适当用这些新鲜的蔬果给孩子增加营养。孩子的高矮是由骨骼发育优劣决定的，而充足的营养是骨骼发育的重要促进剂。父母在这个季节除了帮助孩子用食材滋润干燥的秋天，还应注意营养的均衡，增加蛋白质的摄入。

● 多运动

加强孩子的体育锻炼，经常参加户外活动，既可以促进孩子身高增长，又可以增强体质，提高机体的防御能力，减少疾病发生。

秋季运动时不要给孩子穿太多衣服，不然手脚不能放开，最好给孩子穿宽松的长衣长裤。在运动前做好热身运动，运动后还要多喝开水，多吃梨、苹果等柔润食物，以保持上呼吸道黏膜的正常分泌，防止咽喉肿痛。如运动时出汗过多，可在开水中加少量食盐，以维持体内酸碱平衡。

● 预防疾病，以免影响身高增长

秋季气温多变，是孩子咳嗽、腹泻的高发季节。孩子一旦生病，身体健康受损、食欲不振会影响营养的摄入和吸收，从而对身体发育产生影响。所以父母一定要积极预防孩子反复出现的呼吸道感染及慢性腹泻，尤其是后者，除了会导致营养摄入减少外，还会影响吸收。不要让疾病拖慢了孩子的成长发育哦！

冬季保证光照和户外活动

许多父母都认为春天是孩子长高的季节，却忽略了冬天其实对孩子长高也非常重要。父母要随时关注孩子的身高生长问题，不要让冬季拖了长个子的后腿。

◉ 不要把孩子裹成肉粽

冬季适当添加衣服可以锻炼孩子的抗寒能力，还可以促进其提高生长速度。

父母首先应该注意给孩子适当的衣着，天冷怕孩子穿少了，特别是 1 岁以内的婴儿最为严重，可恰恰这些孩子也是被冬衣捆绑最结实的一群。"若要小儿安，三分饥与寒"，如果父母平时能经常持久地让孩子进行耐寒训练，提高机体对气温变化的适应力，增强抵抗力，有利于降低孩子感冒的患病率。一般来说，在同样的环境下，孩子比成人"多一件"是最理想的。

◉ 适当增加运动时间

父母应该有意识地适当增加孩子的运动时间，帮孩子主动"松绑"才行。例如，在每天的中午，也就是一天当中比较暖和的时候，可以为孩子脱去少部分衣服，给他们做操；或者打开暖气和空调，脱去少部分衣服，让孩子有一定的自由活动空间；再或者穿衣服时要把孩子的小手露出来，给予小手适当的发育空间。

◉ 和阳光亲密接触

冬季日照时间短，父母应该利用早上的阳光，让孩子充分享受日光浴。孩子晒太阳应尽可能地暴露皮肤接受紫外线的照射，有利于维生素 D 的吸收。这样有助于孩子的生长发育。

◉ 别让"冬天长得慢"蒙蔽了双眼

如果孩子的身高已经达到比较理想的高度，生长发育正常，即使冬天长慢点，也不怕。怕就怕那些存在长高障碍的孩子，厚厚的冬装把他们真正的"问题"掩盖了，如果不引起重视，很可能留下终身遗憾。

孩子长高是一个积累的过程，而一年四季孩子的生长速度也各不相同，不论春夏秋冬哪个季节都不能错过，为孩子未来的理想身高打下良好的基础。

这样做　孩子长得高　视力好

孩子一夜长高是真的吗

从日常生活中大家感到，睡不好的孩子往往吃不好、玩不好，特别难带，所以睡眠质量差和睡眠不规律的孩子，身高和体重都受到非常大的影响，因此直接影响到孩子的生长发育。

● 睡眠可以促进孩子生长发育

人的脑垂体前叶所分泌的生长激素，与人的生长关系密切。它直接作用于机体的组织细胞，促进机体生长。生长激素尤其能加速软骨的生长，使人长高。科学研究表明，在一天中，生长激素主要在夜间分泌，白天分泌很少，并且白天也多是在人打瞌睡的时候分泌的。在人的一生中，少年儿童时期是生长激素分泌的高峰期。生长激素在入睡初期的深度睡眠时分泌最多，这个时候血液中的生长激素的浓度达到最高值。如果缩短了睡眠的时间，生长激素的分泌就会减少，身高的增长也就必然受到影响。

● 睡眠有利于骨骼生长

白天，人的身体基本是保持直立的，尤其是站立的时候，身体的重量几乎全压在下半身上。到了晚上，人平躺在床上，下半身从纵向的重力作用中得到解脱，骨骼也能得到充分休息，有利于生长。

● 睡眠利于营养素的合成

人体合成身体中所需要的各种营养素，只有在睡眠和休息的时候才能很好地完成。孩子的成长发育需要充足的营养做后盾，有的父母虽然给孩子吃了很多有营养的食品，但是睡眠不足，营养素不能很好地合成，身体就不能有效地吸收，也起不到促进生长的作用。

所以对于少年儿童来说，良好的睡眠是长得高的一个重要条件。

小贴士

睡眠还能促进大脑发育

睡眠还有另外一个重要的作用，即能够促进大脑的发育，具有明显的益智作用。睡眠比较好的孩子智商发育是比较好的。稍微大一点的孩子，睡眠对孩子的记忆力、创造力、精神状态等方面都有很好的促进作用。

不同年龄段孩子的睡眠时间

对于睡眠的要求，不同年龄段孩子所需要的时间是不同的，幼儿园的孩子与小学生不同，小学生和中学生又不同。即使是同年龄的孩子，具体到每个人，可能也会有一些差异。因为睡眠对于孩子的特殊意义，所以一般应让他们的睡眠时间达到一般值，父母可以结合孩子自身的情况合理安排孩子的睡眠。

1岁以下婴儿：每天16小时以上

新生儿大部分时间都在睡觉，一天累计的睡眠时间为18~22小时。随着宝宝年龄的增长，其睡眠时间也会逐渐缩短。2~5个月的宝宝睡眠时间是15~18小时，6~12个月的宝宝睡眠时间14~16小时，1岁以下婴儿需要的睡眠时间最多，大概每天16小时。睡眠是小月龄婴儿生长发育的重要时段，因此，睡眠时间必须要保证。

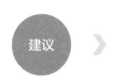

建议

婴儿的睡眠障碍问题大多是由于缺钙、白天受惊吓、消化功能紊乱造成的；也有孩子晚上睡不好是因为白天睡觉过多。对此，父母应注意给孩子补钙，科学喂养；还需尽量保证婴儿夜晚睡眠的完整，不宜夜间频繁喂奶或换尿布，尤其是后半夜，因为小月龄宝宝在后半夜分泌激素最快。

1~3岁幼儿：每晚12小时，白天两三个小时

幼儿每天夜里要保证12小时睡眠，白天还需再补两三个小时。具体的睡眠时间可以根据个体睡眠节律而定，例如有些孩子习惯在接近中午时和下午晚些时候各睡一觉。

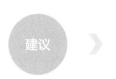

建议

1~3岁的孩子容易因玩得太兴奋而影响睡眠。有时候，他们进入了睡眠状态，脑子却还在活动；睡着了，还常磨牙、踢被、尿床等。这些都会影响孩子的大脑和身体发育。因此，建议父母在孩子睡前1小时先给他们洗个温水澡，放松全身；讲个小故事或放一些轻松、舒缓的音乐等，也有助入眠。

3~6岁儿童：每天睡12小时，午睡一两个小时

3~6岁的孩子每天睡12小时是必要的，每晚8：00左右上床，中午尽可能小睡一会儿。孩子如果睡眠不足，不仅会精神不振、免疫力低下，还会影响生长发育。睡觉时间也不能过长，若超过12小时，可能会导致肥胖。

建议 孩子基本没有睡眠障碍，只要营造良好的环境就行。睡前不要吃东西，卧室不要有过亮的灯或较刺激的音乐；最好与孩子一起定个时间表，督促他们按时睡；睡前让孩子做些准备工作，如刷牙、洗脸、整理床铺等，这个过程看似简单，却是在对宝宝暗示——"该睡觉了"。

6~12岁小学生：每天睡10小时，午睡1小时

因为小学生正处在生长发育旺盛时期，器官组织尚未成熟，生理功能还不完善，容易产生疲劳，每天应有比成人更多的睡眠时间，才能满足身体健康的需要。小学生应该晚上9：00上床入睡，早上6：00起床，午睡1小时。每天要保证10小时的睡眠时间。

建议 由于现在孩子的学业重、作业多，孩子往往为了完成作业不得不晚睡。父母要帮助孩子制订严格的学习时间计划，帮助孩子建立时间概念，养成守时有序、提高效率的好习惯。不能以学习等任何借口减少孩子的睡眠时间。

13岁以上青少年，每天睡8小时左右

这个年龄段的孩子通常需要每天睡8小时，且要遵循早睡早起的原则，保证夜里3：00左右进入深睡眠。平常应保证最晚22：00上床、早6：00起床，周末也尽量不睡懒觉。因为睡觉时间过长，会打乱人体生物钟，导致精神不振，影响记忆力，并且会错过早餐，造成饮食紊乱等。

建议 年轻人多习惯熬夜，这会直接影响到他们第二天的精神状态，且易使皮肤受损，出现暗疮、粉刺、黄褐斑等。长期熬夜还会影响内分泌系统，导致免疫力下降，感冒、胃肠感染、过敏等都会找上门，更会出现健忘、易怒、焦虑不安等精神症状。因此，年轻人最重要是规范自己的生活，入睡前1小时不要吃东西，中午小睡半小时，对身体更有益。

由于孩子睡眠时间长短存在个体差异，不宜对孩子做硬性规定，上面所说的睡眠时间仅供参考。只要孩子白天精力充沛，心情愉快，食欲好，生长发育正常，睡得踏实，即使每天睡眠时间达不到这些标准也属正常。

午睡为长高"加油"

睡眠能使血液中生长激素的浓度达到最高值，有利于长高。同时，在天气炎热的夏季，至少半小时的午睡对长高也很重要，可以说午睡是在为长高"加油"！

● 培养孩子的午睡习惯

1 ▶ **要坚持午睡**
父母应当给孩子规定出一天的作息时间，使孩子吃饭、睡觉、活动都有一定的时间，这是培养孩子良好生活习惯的重要条件。到午睡时即提醒孩子入睡，经过多次反复，孩子就会形成条件反射。这样坚持下去，到午睡的时间，孩子就会产生睡意，并慢慢养成自动入睡的习惯。

2 ▶ **用对方法**
到午睡的时间，可以提醒孩子：该午睡了，睡醒再玩，使孩子形成一种概念，即午睡和吃饭一样，是一天生活中不可缺少的内容之一，而不是可做可不做的事情。并且在孩子做得好时，要及时鼓励。

3 ▶ **营造良好的睡眠环境**
新鲜清爽的空气是使孩子很快入睡的重要条件，因此室内温度不宜过高。要有安静的睡眠环境，成人的动作、言语要轻，排除一切人为干扰。

● 科学午睡要注意

1 ▶ 睡前不吃油腻的食物，不吃得太饱。太饱会影响心脏正常收缩和舒张；油腻食物会增加血黏稠度。

2 ▶ 午餐后不宜立即躺下午睡，因为此时大量的血液流向胃，血压下降，大脑供氧及营养明显下降，易引起大脑供血不足。一般应餐后休息 20 分钟再睡。

3 ▶ 睡姿应取头高脚低、右侧卧位，以减少心脏压力，防止打鼾，须注意：坐位及伏案睡有害，会使脑缺氧。

孩子要长个，6：00 前别叫醒

有些父母对孩子的观察特别仔细，特别是小月龄的孩子，夜间有一点动静就怕是不是饿了、渴了等。过多的关照反而会打扰孩子的正常睡眠。

孩子的美梦别惊扰

因为婴儿时期浅睡时间较多，浅睡时对成人而言是在做梦的时候，其实孩子也会做梦，只不过年龄过小的孩子无法将做梦这件事表达出来。但表现为面部有很多表情，如微笑、皱眉、撅嘴或做怪相，有时四肢伸展一下，发出哼哼声，呼吸快慢不匀等。浅睡对宝宝大脑发育起着重要作用，可以提高视觉、听觉等内源性刺激，补充外源性刺激的不足。

因此，父母不要误认浅睡是睡眠不安或有什么不适所导致的，过分照顾反而会打扰宝宝的美梦。

需要强调的是，无论是白天还是晚上，尿布一湿就及时更换，这一点在新生儿期尤其重要。因为幼儿的皮肤柔嫩，受潮后容易刺激臀部皮肤发红，在炎热夏天，发红的臀部皮肤常伴有皮疹，甚至表皮浸烂、脱落，出现"红臀"（红屁股）。从孩子的健康角度出发，尿布一湿就要更换。但要求尽量做到动作轻柔、迅速，最好不要惊醒熟睡的孩子。

有些妈妈总是担心宝宝肚子饿，营养摄取不够，连晚上睡觉时也定时定点地把熟睡的孩子叫醒喂奶。

对 0~3 个月的宝宝来说，应该采取"按需哺乳"的原则，不需要设定闹钟规定孩子的进食时间，宝宝饿了自己会哭醒，这时候再给他喂奶也不迟。当孩子大概 3 个月大的时候，生活作息时间才会渐渐规律起来，这时候即使一个晚上不喂奶，孩子也可以应付消耗了，所以还是不要吵醒孩子了，让孩子好好地睡吧。

不要太早叫醒孩子

为了让学龄前的孩子能准时安全地上学，大多数父母都会亲自带他们入校门，而父母自己这边还得准时上班不迟到，就要委屈孩子早早起床了。任何事情往往是不可能两全其美的，孩子要长高个子，特别在春天，务必要保证孩子有足够的睡眠，确保每天至少 8 小时。不要以为孩子避免晚睡就行，早早叫孩子起床也是孩子长高的一大禁忌。

睡觉蹬腿
是长个吗

是不是有时看见孩子睡觉时会突然蹬腿呢？其实很多人都有过这样的经历。民间一直有言称，小孩睡觉蹬腿是在长个子。睡觉蹬腿到底是怎么回事？

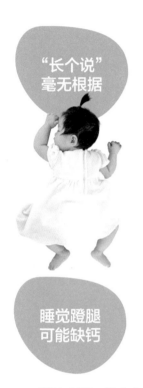

"长个说"毫无根据

其实睡觉的时候突然抽搐着蹬了一下腿，被称为"入睡抽动"。入睡抽动是指人在即将入睡时，突然全身肌肉不自主地抽动。

这个时候大脑皮质受到抑制，高级中枢对皮质下中枢的控制不足，身体功能仍处于不稳定状态，随着心跳减慢、体温下降、呼吸变缓、肌肉也会随之放松，手脚出现抽动是正常的，它属于神经组织的自我调整。在此过程中，往往还伴随自由坠落感甚至是模糊的梦境，很可能导致惊醒。

正处在生长期的儿童晚上睡觉时分泌生长激素，骨骼在生长发育，即使不蹬腿也在长高。从医学上来讲，小孩睡觉时蹬腿大多数是因其神经系统发育不健全导致，不需要处理，长大后一般会缓解。

睡觉蹬腿可能缺钙

无论孩子还是成人，缺钙是普遍现象，人体缺钙时往往会出现睡眠不安、睡眠时肢体抖动等症状。正处在生长发育期的孩子，如果一周两三次甚至更频繁出现惊觉、睡眠时肢体抖动情况，建议做微量元素检查，排除缺钙问题。除了睡觉爱蹬腿，缺钙的孩子往往入睡后多汗，不易进入沉睡状态，易惊醒。父母可以从多方面来判断孩子究竟是不是因为缺钙导致的蹬腿现象。

找找梦的问题

人体在睡眠过程中，受到刺激时会引起大脑皮质的个别细胞群处于兴奋状态，产生梦。如果白天行走劳累，刚入睡时就会梦见走路或一只脚踏入坑里，并通过运动中枢引起蹬腿动作。所以睡眠时，要注意减少对身体的各种刺激，如不要受凉，不要过于疲劳，睡前不要过于兴奋等，这样有利于睡眠。

第3章

合理运动，
孩子长得更高更结实

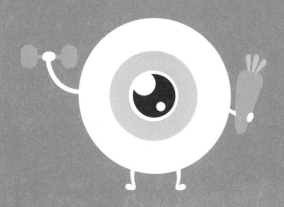

年龄决定孩子的运动方式及类型

要想孩子长高，运动必不可少。从小开始父母可以培养孩子的运动能力，养成经常锻炼身体的好习惯。

● 运动能加速骨骼的生长

孩子在运动过程中，会由于血液循环加速，使正处于发育时期的骨组织的血液供应得到改善，促进骨塑建过程加快；同时，运动时肌肉收缩牵拉骨骼会使骨承受一定的压力和张力，对骨和骺软骨（生长板）的生长起到积极的刺激作用，促进生长板的增生，加速骨的生长。这对身高的增长产生了促进作用。

● 年龄不同，运动方式不同

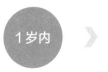 父母可以给孩子做婴儿操、按摩抚触等被动运动；还可让孩子趴在地毯或草坪上，做抬头、翻身、爬行、按音乐节拍跳跃等运动，玩拉拉坐起、绳拉玩具、弯腰拾物、滚球、爬着追球等游戏。

 可让他们进行走、跑、跳跃、上下台阶、扔球和投沙袋等运动，玩一玩捡树叶、蹲着玩沙、踢球、拉着小狗走等游戏。

 可做跑、跳、攀登、上下楼梯等运动，玩玩夹球跳、立定跳远、足尖走、接抛球、踩影子等游戏。

 应把运动与游戏结合起来，既能增加孩子们的运动兴趣，又能加强他们的运动协调能力。例如，让孩子在户外的游戏区过独木桥、跳舞、丢手绢、玩老鹰抓小鸡游戏等。

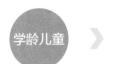 可进行游泳、慢跑、快步行走、滑冰、骑车、各种球类等运动。这类运动最好每周3～5次，每次20～30分钟，每天不超过2小时，可分2～3次进行。跳绳、跳皮筋、蛙跳、纵跳摸高等弹跳运动，可使下肢得到节律性的压力，充足的血液供应会加速骨骼生长。弹跳运动以每天1～3次、每次5～10分钟为宜。

什么时间运动最长个

运动也有自己的"时间表"，如果能够选择最佳的时间段，运动的效果会事半功倍，当然对于身高也会有大的帮助。

根据生物钟安排运动

人体受"生物钟"控制，按"生物钟"规律来安排运动时间，对健康更有利。

上午

人体体温较低，关节和肌肉最为僵硬所以最宜做一些强度较小、而又需要有耐力的运动

下午 14:00～16:00

肌肉承受能力较其他时间高出50%，是强化体力的好时机

黄昏 17:00～19:00

特别是太阳落山时，人体运动能力达到最高峰，视、听等感觉较为敏感，心跳频率和血压也上升

睡前3～4小时运动强度不宜大，否则神经系统过度兴奋反而会导致失眠。

早上运动先喝水

早晨人体血液黏稠度较高，起早运动对身体很不利。如果只有在早上才有时间运动的话，运动前最好喝一杯温开水，以稀释血液，降低黏稠度，锻炼时间40分钟左右即可。

最佳运动时间是下午

人体新陈代谢率在下午16：00～17：00会达到高峰，身体的柔韧性、灵活性也达到最佳状态；心脏跳动和血压的调节在下午17：00～18：00最平衡，而身体嗅觉、触觉、视觉等也在下午17：00～19：00最敏感。因此，综合来看傍晚运动效果比较好。

但是不要认为生物钟的规律就能决定一切，最佳运动时间还得取决于孩子是否能够按时去做。所以把运动时间安排在不会影响正常课业的时间段，而且也不要总拘泥于生物钟的规律。

抚触按摩助婴儿成长

抚触，是妈妈送给宝宝的一件珍贵礼物。婴儿抚触好处很多，不仅可以促进婴儿生长发育，而且能够增强婴儿的机体免疫力、改善脾胃功能、促进新陈代谢等。

抚触前的准备

1 > 取下戒指、手镯、手表等容易划伤宝宝的饰品，剪短指甲，用温水洗净双手。

2 > 抚触前，家长可以为宝宝涂抹按摩油，如橄榄油、婴儿润肤油等，在保护并滋润宝宝娇嫩皮肤的同时，宝宝也可以更舒适地享受抚触。

3 > 在做抚触的过程中，可以播放节奏舒缓、曲调优美的古典音乐，既可营造舒适温馨的氛围，又可以通过音乐来激发宝宝的音乐欣赏能力、创造性、认知能力和语言能力。

抚触时间和环境

抚触最好选择在两次喂奶间，最好是晚上宝宝洗澡后。将宝宝衣物脱掉，在身下铺上柔软的毛巾被，使用婴儿油或乳液，对宝宝进行按摩，记住要保持按摩手掌的温热。室内温度最好在 23 ~ 25℃，光线柔和，通风状况良好，尽量保证抚触期间不要有人走来走去打扰。

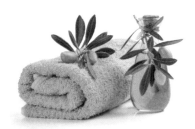

妈妈给宝宝按摩可以涂抹一些婴儿按摩油，有利于滋润宝宝的肌肤

抚触由轻到重

最开始抚触时，动作要轻柔。特别注意宝宝的眼睛周围，以免引起宝宝的反感。抚触是通过刺激宝宝皮肤中的神经元，增强宝宝的心理安全感和舒适感。随着宝宝月龄的增加，逐渐适应了抚触，可以慢慢加大力度，以宝宝舒适不反抗为度。在做全身抚触的时候，可以重点按摩宝宝身上的几个穴位，起到保健作用。

● 婴儿抚触的步骤

上肢抚触—— 搓手臂

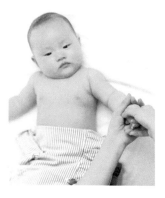 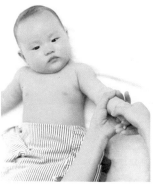 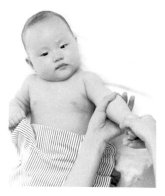

1. 左手握住宝宝的小手，固定。右手拇指与其余四指握成环状，松松地套在宝宝的手臂上

2. 右手手掌从宝宝的腕关节开始圈绕，揉按至宝宝的肩关节。揉按时，以腕关节用力

3. 再从肩关节回到宝宝的腕关节

下肢抚触——双腿上举运动

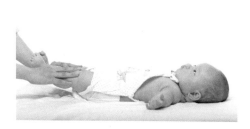 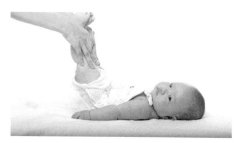

1. 爸爸或妈妈的双手四指紧贴在宝宝的膝关节，两拇指按在宝宝的腓肠肌上，使宝宝的双腿伸直

2. 缓缓上举，使宝宝的双腿与身体呈90°角

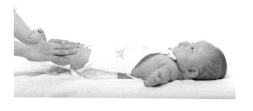

3. 慢慢还原。再重复做

第**3**章 合理运动，孩子长得更高更结实

幼儿快乐成长运动法

成长期的孩子需要运动。让孩子随意玩耍也可以，但是制定系统的运动方式会更利于其成长，因为平时活动时和运动时使用的肌肉群不同。年龄越小，越不容易进行系统持续的运动。最好跟家人一起做运动，这样既可以向孩子传递亲情，让孩子感到幸福，还能让孩子健康成长。

◉ 跟妈妈一起伸懒腰

成人的身高在早晨和晚上会出现1厘米的差异。充分伸展身体，放松肌肉能让身体变高。伸懒腰很容易学，而且是找到隐藏的1~2厘米身高的绝好方法。

早上醒来后不要让孩子马上起床，在躺着的状态下充分伸展胳膊和腿。充分伸懒腰能帮助孩子长高。

◉ 跟爸爸一起做的体操

孩子的集中力一般都比较差，再好的运动方法也不能持续多久。孩子一般都喜欢在外面玩耍，利用孩子的这种心理，爸爸可以跟孩子一起做体操。这样又好玩还达到了运动的目的。体操没有特别的动作要求，运用普通的广播体操动作就可以了。例如划船动作、仰卧起坐等。

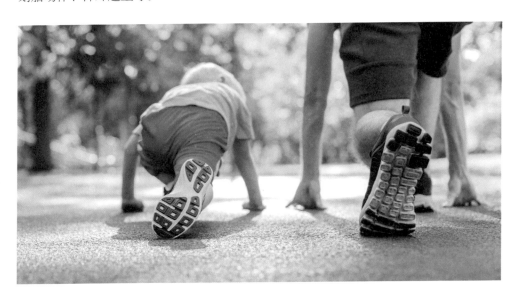

● 充满母爱的按摩

冲完热水澡后让孩子躺在床上做全身按摩，这不仅可以刺激骺板、促进成长，还能让孩子充分体会温暖的母爱。刺激手指尖、脚趾尖等神经末梢，或者刺激脚底可以促进消化和吸收。拉直腿部和均匀按摩可以塑造美丽的腿形。

● 有趣的童谣加跳绳

跳绳是刺激骺板、促进成长的代表运动，而且只要有跳绳随时随地都可以做。但是如果只是制订"每天15分钟跳绳"计划，那么孩子很快就会感觉厌烦。这时可以放孩子喜欢听的童谣，边听边跟着音乐跳绳会增加很多乐趣。

还可以尝试不同的跳绳方法，如双脚同时跳、单脚跳、双脚轮流跳、并腿跳、分腿跳等。幼儿跳绳每跳30秒或1分钟最好休息一会儿，跳的时候最好不要脚跟落地。如果跳绳时落地力量特别大，也容易给膝盖和腰部造成伤害。

● 跟朋友一起玩篮球

篮球有很多跳跃动作，是刺激骺板的好运动。而且游戏规则简单，跟其他小朋友做身体对抗也会很有趣。投篮时跳跃的动作会刺激关节和膝盖，能促进骨骼的生长，并提高骨质密度。

● 全家一起快步走

每天吃晚饭后，跟家人一起像散步一样快步走非常有利于成长。让孩子一个人快步走，一般孩子都不会愿意，如果跟家人一边聊天一边走不仅时间过得快，还能让孩子感受到爸爸妈妈的爱心。

每天坚持快步走30分钟以上不仅能促进成长，有利于身体健康，还能减少体内脂肪堆积，预防肥胖。但是如果走得过快，出现大口喘气的现象，就不是有氧运动而变成无氧运动了，所以需要注意控制运动强度。

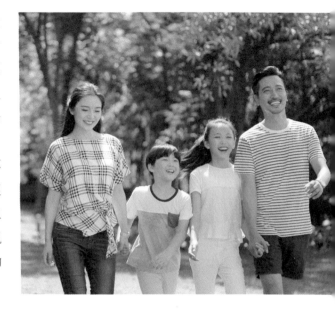

游泳让孩子在水中成长

炎热的夏季，最好的避暑休闲方式莫过于游泳。游泳既清新舒爽，又能锻炼身体。游泳作为一项时尚运动，也越来越受到人们的喜爱。适当地进行游泳锻炼，不仅能给人带来心理上的愉悦，塑造流畅和优美的体型，还能增强心血管系统功能，增强体质，提高协调性。

● 孩子学游泳好处多

1 〉 游泳运动对孩子的最大好处是可以促进其呼吸系统和心血管系统功能的提高。有研究显示，游泳组锻炼后幼儿的肺活量可提高74%。

2 〉 游泳还能提高幼儿抗御疾病的能力。由于适应了冷水的刺激，身体对于外界温度变化的调节能力相应提高，对于突变性气温能较快地适应。

3 〉 孩子游泳时，能充分地接触阳光、水、空气，促进机体对维生素 D 的吸收，有利于孩子的体格发育。

4 〉 水的浮力作用，使自身重力作用大大减小，不受重力压迫，更利于身体生长。游泳时全身松弛而舒展，使身体得到全面、匀称、协调发展；在水中运动由于减少了地面运动时地对骨骼的冲击性，骨骼、关节得到了充分拉伸，刺激了骨细胞的生长。因此，游泳有助于长高。

● 不同年龄段，学习方法不同

1岁内：在水中玩耍

父母不妨带 6 个月到 1 岁的宝宝到儿童池内玩耍，可以一边唱歌一边做游戏，让宝宝感受乐趣，适应浮在水中的感受。

建议 〉 在戏水的过程中，父母要时刻用胳膊护住孩子；不要让孩子钻到水面以下。给孩子穿上游泳时专门的尿布，以防在泳池内大小便。此外，还要做好救急准备，在附近放置救生圈、急救箱以及移动电话等。

2~3岁：可以学憋气

当孩子两三岁了，父母可以在泳池中教孩子一些游戏，从而让孩子学习如何挥臂、蹬腿，还可以教孩子如何在水中憋气，这样当他把头探入水下时就不容易被呛着。一些孩子不喜欢把脸浸湿，妈妈可以在洗澡时让他尝试着把头放在喷头下淋水，以便逐步习惯。

建议　虽然孩子大了，但是带孩子去泳池千万不可放松警惕。只要孩子一下水，就得时刻关注他的一举一动。

4~5岁：正规学游泳

这个年龄阶段，父母可以为孩子报名参加正式的游泳培训班。不过有可能平时喜欢玩水的孩子，到了正规学习时反而害怕下水了。这时父母绝对不要强迫他，而应等他做好准备后再下水。

建议　此时，父母或教练可以在安全距离内，时刻注意孩子的情况。要让孩子知道深水区和浅水区的标志；孩子除了要学习游泳技能外，还应该教会他相关的安全常识。

6岁以上：开始学泳技

6岁以上的孩子，可以开始学习各种游泳姿势和技能，如潜入泳池的低部捡回玩具，或是如何跳入水中自行浮出水面，通过变换各种游泳姿势游得更远。

建议　不要以为孩子大了就放松监护，因为即使水性很好的人也有可能溺水。同时要告诉孩子，跳水时一定要有大人在场，而且不要在较深的水池处进行。

小贴士

游泳注意事项

1.安全第一，必须有游泳教练或家长、老师随时随地保护，要有一个适合孩子特点的循序渐进的学习计划，使孩子对游泳产生兴趣，这样才能达到锻炼的目的。

2.身体患病、不适或饭后、空腹不宜游泳。

多陪孩子打羽毛球

羽毛球运动适合男女老幼，运动量可根据个人年龄、体质、运动水平和场地环境的特点而定。青少年可将其作为促进生长发育、提高身体功能的有效手段进行锻炼，运动量宜为中强度，活动时间以 40~50 分钟为宜。

● 打羽毛球好处多

放松脊椎

打羽毛球时，回击高球的动作相当于芭蕾的向后引臂，使脊椎（尤其是颈椎）处于放松状态，这对长期伏案写字或埋头练琴的孩子来说，不仅可以预防脊椎压力过大造成的抑制长高后果，对颈椎病的防范也有很大的好处。

加快头脑反应

为准确回球，打羽毛球要求孩子头脑反应灵活，专家研究发现：半年的羽毛球锻炼可以使孩子的快速判断时间从 0.3 秒缩短到 0.1 秒，最优秀者可缩短到 0.05 秒。

促进身高增长

打羽毛球时，需要孩子不停地来回快速移动，而脚下的快速移动对拉伸大腿内侧、膝盖周围和小腿内侧的韧带有相当好处。一般从五六岁起就打羽毛球的孩子，平均身高可比同龄人高 5 厘米左右。

完善眼球功能

在打球过程中眼睛须快速追随羽毛球而做出相应动作，这对 5~9 岁的孩子的眼球功能完善有意想不到的好处。当羽毛球高速飞行时，人的睫状肌收缩、眼球内的晶状体悬韧带松弛，晶状体依靠自身弹性曲度变大，折光度增大，看清来球方向；当回球远去时，则刚好相反，睫状肌放松，连接晶状体的悬韧带紧张，晶状体变得扁平，保证看清远处的羽毛球。在连续不断的击球回球中，孩子眼球中的关键部分如睫状肌、晶状体和悬韧带都得到锻炼，对预防弱视与近视的发展，甚至对治疗内视眼（对眼），都有一定的辅助疗效。

到了 5 岁，孩子就可以拿起球拍与父母对阵了。打羽毛球是非常好的亲子互动游戏。

● 提高孩子打羽毛球的兴趣

打羽毛球的好处那么多，所以，父母应该多带孩子打打羽毛球。那么，如何提高孩子练习羽毛球的兴趣呢？

1 > **备齐装备**
给孩子合适的球拍——一只与身高、臂长相符的球拍，将有效提高孩子的回球质量，增强其打好羽毛球的自信。

2 > **基础练习**
举办全家颠高球比赛：初学羽毛球的孩子很可能会"发球漏拍"或老是回不了球，这说明孩子还缺乏眼、手、拍、球四者到位的协调能力，可以先让他用球拍颠球来培养球感，在连续颠球数十下的前提下，要求孩子把球放高再颠。可举办全家颠高球比赛，颠得越高、持续时间越长者为胜。

3 > **父母担任"发球机"**
孩子学会颠球后，父母可在 5 米左右的距离抛球给孩子，让他持拍回球。然后逐渐增加抛球方向的变化，让孩子适应各种姿态的回球方式，为正式对垒打下基础。

● 亲子比赛

亲子单双打比赛针对初学者想赢怕输的心态，提高孩子一方的赢面与自信，可由父母一方球技稍逊者与孩子组成双打，与另一方对攻，但注意应有意给孩子多喂球，使其有发挥机会；等孩子球技渐长后可变成单打对垒；球技再长，可由父母组成"联合舰队"，让孩子单兵抵御。

> **小贴士**
>
> **羽毛球运动上的"让子术"**
>
> 父母不妨在自己的阵地"画地为牢"，如画一个直径 2 米的圈，出圈球就算失分；也可以让孩子自由挑选"顺风场地"还是"逆风场地"。

青春期的长高锻炼法

处于青春期的孩子运动锻炼必不可少。这里给大家提供一组适于青少年身高增长的锻炼方法。

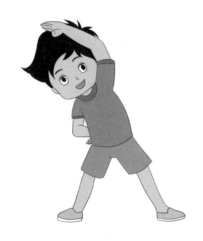

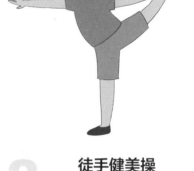

1

前奏曲

先慢跑5~7分钟，待身体发热后，做几种柔韧性练习和放松练习，如扩胸、扭腰、上下肢摆动。

2

徒手健美操

做徒手健美操或自由体操，重复2次。

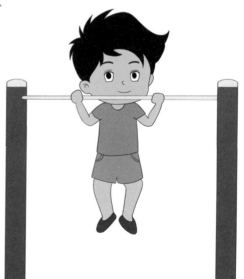

3

引体向上

引体向上12次，如力量足够，可在脚部悬挂重物。

悬垂摆动

4

利用单杠，高度以身体悬垂在杠上，脚趾刚能离开地面为宜。两手握杠，间距稍大于肩宽，两脚并拢，随即身体前后摆动，幅度不要过大，时间不宜过久。练习最好安排在每天早晨，身体尽量松弛下垂，保持20秒。

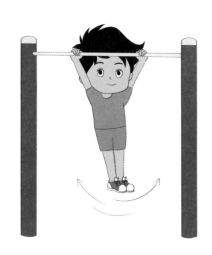

跳起摸高

5

跳起时用双手去摸预先设置的物体，可以是路边树枝、篮球筐或天花板。双脚跳跃，做30次。休息片刻，左右脚分别单脚跳跃，方法同上。

球类活动

6

打篮球时积极争抢篮板球，跳起断球；打排球时尽量跳起，多做扣杀和拦网动作；在足球运动中多练跳起前额击球动作。

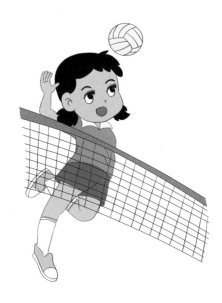

跳跃性练习

7

可做行进间的单足跳、蛙跳、三级跳、多级跳和原地纵跳等。

爬楼梯

8

每次爬6层，重复2次，注意每次跨步时，要踏过2个或3个台阶。

长高锻炼是一种有目的的训练，操练者必须遵循循序渐进和持之以恒的原则，最好每天训练，早晨和黄昏各一次，睡前不宜练。

弹跳和伸展运动，助孩子长高

弹跳运动对骨骼、肌肉、肺及血液循环系统都是一种很好的锻炼，从而使孩子长得更高、更壮、更健康。此外，弹跳运动对人体免疫系统的重要部分——淋巴系统也很有益。

● 孩子多弹跳长得更高

跳绳、跳皮筋、蛙跳、纵跳摸高等弹跳运动可使下肢得到节律性的压力，充足的血液供应便会加速骨骼生长。弹跳运动以每天 1～3 次，每次 5～10 分钟为宜。

如何对孩子进行弹跳训练呢？这得根据孩子的年龄与运动能力的发育情况来定。

1 孩子到 10 个月左右时，会站立了，父母用手托住孩子两侧腋窝，扶孩子站立起来，此时孩子就会借力频频跳跃两脚，父母可因势利导，帮助孩子弹跳。

2 孩子到 1 岁半后，会自然行走了，父母可拿一个厚度 10～20 厘米的垫子，放在床上或地板上，引导孩子站在垫子上往下跳。

3 两岁后的孩子运动能力明显增强，父母引导孩子学动物跳，如兔跳、猫跳等，父母先做示范双脚跳动，引导孩子模仿；或父母拉着孩子的手，让孩子借力向上跳。

4 3 岁后，孩子完全可以独立进行各种弹跳运动了，花样也可多起来，除了跳绳、舞蹈外，还有踢毽子、跳皮筋等。父母可根据孩子的爱好，鼓励其选择一种或几种交叉练习，每次 10 分钟就够了。

● 多做伸展运动也助长高

伸展运动有助于全身淋巴腺的畅通及关节的放松，是很好的身体保健运动。伸展运动不像器械训练容易受伤，可以增强身体的柔软度，放松肌肉，提高身体的协调性，降低运动伤害及疲劳。

孩子在弹跳时会对身体造成损害吗

　　放心吧，不会。因为人在弹跳时，虽然受到很大的外力冲击，并且这种冲击力确有从下肢传向脑部的趋向，但人体骨骼关节的构造十分巧妙，拥有一系列缓冲装置，完全能将这种冲击力予以缓冲、化解，保证大脑安全无恙。

　　因此，父母可以让孩子多进行弹跳。当然，做一些安全防卫方面的准备也是必要的，父母可以站在旁边进行监督，以避免发生意外。

● 适合孩子的伸展运动

① 从3个月开始，父母可以帮助孩子做一些伸展运动。基本做法是：把孩子平躺在床上（如果气温足够的话，孩子可以不穿衣服进行），妈妈坐在孩子脚边；然后握着孩子的双手或者双脚，带领孩子做手臂的伸展或者双脚的上举运动；此时，还可以给孩子进行适当的按摩，有助于孩子良好身体和开朗性格的形成。

② 随着孩子不断长大至1岁左右，运动形式便可以有适当改变。例如，压住孩子的双脚，让孩子练习自己坐起，这种运动类似仰卧起坐，但是强度不大。如果第一次孩子自己无法坐起，父母可以在旁边慢慢拉起他，或者是推起，但是运动量不宜过大，一般一天两三次就可以了。

③ 1岁半以后的孩子，运动的形式会多一些，例如教他做一些基本的成人伸展运动，独立完成的有抱头蹲起、前后弯腰及踢腿、压腿等动作。

④ 相比较3岁前，学龄前孩子的身体发育速度相对减慢。这个阶段孩子的骨骼硬度小，但是弹性非常大，比较而言可塑性强，因此一些舞蹈、体操、武术等项目训练从这个阶段就可以开始了。

⑤ 青少年摸墙。面朝墙，双脚跐起，双手贴墙尽量往高处摸。每天晨起时、晚睡前各摸30秒，只要有高度的突破，就再画一条线。每天如此练习，孩子就会发现自己真的在长高。男孩女孩在身高发育高峰这个绝佳时间段天天摸墙，最为有效。

悬吊法，让孩子长个的好办法

悬吊法利用骺软骨没有完全骨化前，通过适当的腿部运动，可以促进下肢骨的生长，达到长个目的。在下肢长骨骨骺完全骨化后，下肢长度就无法增长了，但此时脊柱还有很大的弹性和伸缩性，也可以多进行悬垂运动，促进长高。

双手紧握单杠，是身体悬空下垂，下垂时以脚尖能轻轻接触地面为佳，然后做引体向上动作。男孩每天可做 10～15 次，女孩每天可做 2～5 次。

练习要领 > 引体向上时呼气，慢慢下降时吸气。练习做完后，要走动走动，使肌肉放松。待手部放松后再用力紧握拳头，将手放于胸前，随后松开手指，接着闭眼、张口、舒展眉头，放松面部肌肉，然后再躺在床上，使背部和臀部的肌肉放松。总之，要学会最大限度地用力和最大程度地放松。

在练习悬吊法一段时间后，可以在此基础上进行悬垂增量，方法是先悬垂 20 秒，然后双腿各系上 5 千克的沙袋，再悬垂 20 秒；这之后，用皮带固定在单杠上，悬垂 15 秒，之后穿上 10 千克重的铁砂背心，再悬垂 15 秒。不过，时间和重量不是绝对的，运动要适量且因人而异。

一般悬吊多采用单杠，也可以采取下面的方法进行锻炼。

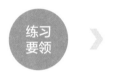

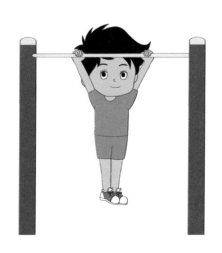

放松悬吊

手抓单杠，把身体悬吊起来。

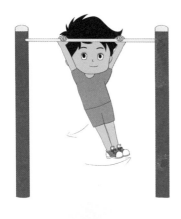

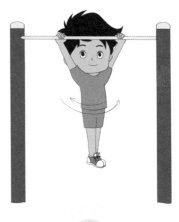

直腿悬吊

悬吊后将两腿伸直，然后左右摆动。

转体悬吊

悬吊后，两腿并拢，将躯干左右转动。

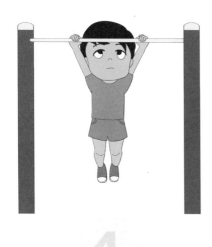

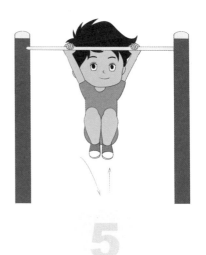

后仰悬吊

悬吊后，头部后仰，同时两腿
并拢向后展。

抬腿悬吊

悬吊后，抬腿时屈膝，将腿贴腹。
保持这一姿势数秒钟，然后放下。

不管采用哪种悬吊法，只要掌握正确的方法，适量地去运动，对增长身高是有帮助的。

压腿打造好身材

孩子要长个，父母可以帮助压压腿，只要方法正确，一样有用。那么什么才是正确的压腿方法呢？通过对脚后的跟腱、膝关节的髌骨等进行拉伸来舒展筋骨，对孩子长高很有帮助。

● 压腿的方法

平常把腿往架子上一搭，直着身子向腿方向压是正压腿，谁都可以练习，但要注意动作要领。

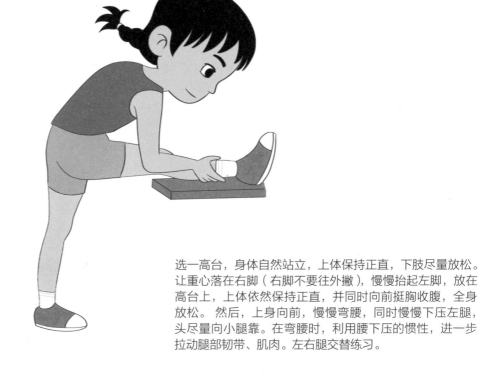

选一高台，身体自然站立，上体保持正直，下肢尽量放松。让重心落在右脚（右脚不要往外撇），慢慢抬起左脚，放在高台上，上体依然保持正直，并同时向前挺胸收腹，全身放松。然后，上身向前，慢慢弯腰，同时慢慢下压左腿，头尽量向小腿靠。在弯腰时，利用腰下压的惯性，进一步拉动腿部韧带、肌肉。左右腿交替练习。

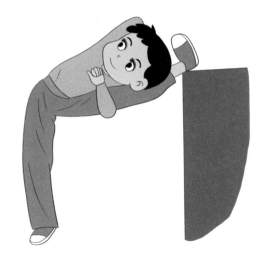

侧压腿和正压腿动作类似，主要拉伸大腿内侧韧带。

方法：与高台侧向而立，支撑腿脚尖和面部朝同一方向；非支撑腿搭放在高台上，将腿内侧向下。做动作时，侧身下压上体，尽量向非支撑腿方向靠拢。

🔵 压腿注意事项

1 〉 身体平衡

无论何种压腿姿势，都应该双手扶住单杠，避免摇晃失重跌倒。

2 〉 放在地上的脚不要外撇

脚尖应该向前，外撇就对异侧脚的韧带和肌肉牵拉效果不好。

3 〉 下压速度要慢

搁脚压腿的动作要轻柔、舒缓，由着筋骨的性子来，而不能过猛，否则容易把肌肉拉伤或韧带撕裂。

4 〉 时间不能过长

正确的方法应该是"多次少量"，每组每条腿压 15~20 次，时间不超过 10 分钟，一天可多做几次。

5 〉 要做热身

肌肉在身体温度较高的状态下，才不会僵硬，压起来才不容易受伤，压腿前不妨慢跑或快走几圈。这样能有效防止拉伤。

另外，这些做法要在男孩 12 岁、女孩 11 岁前做，过了这个年龄，效果就没那么明显了。一般来说，5~6 岁的孩子不用刻意去压腿，主要是多踢踢腿就成了，7~8 岁就可以好好压腿了。

"增高体操"帮助孩子长个

　　如果你的孩子还没有开始运动，那就不防让他做做这套增高体操，会有意想不到的效果哦。

● 增高体操分解

增高体操归纳起来有 10 个字：热身、行走、跑步、伸拉、跳跃。

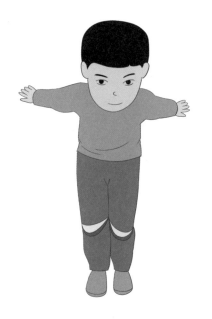

1

热身

身体保持正直，然后上体前倾，
双臂伸直用力向后上方挥动。

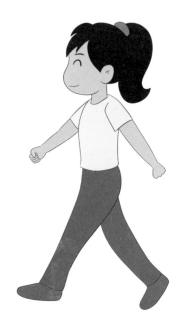

2

行走

大幅度摆臂，有力
地向前走。

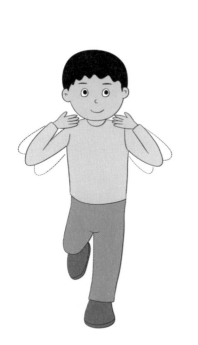
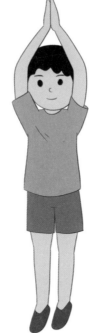
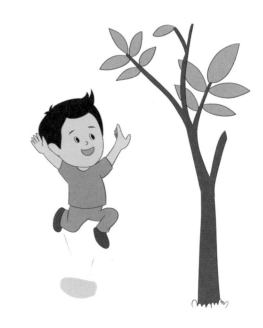

跑步

先小步跑，同时双手放在肩上，双臂屈肘向前转动；然后快速跑跳25~50米。重复4~6次，每次之间稍事休息。

伸拉

踮起脚后跟，双臂伸直向上伸拉，然后向各方向伸拉。重复6~8次，中间稍事休息。

跳跃

向上跳，同时用手摸树枝、篮球架、天花板等。争取每次跳得比上一次高，或力求达到某一规定高度。每次向上跳跃5~7秒，每组间隔4~5分钟。要尽量使身体处于最大限度的伸展状态。

💧 注意事项

认真做好热身运动。循序渐进，可先选择部分练习，一段时间后再进行全套练习。从一开始就要注意按照规定数量做好动作，不可随心所欲。每做完一节操，要稍事休息，让呼吸平稳、肢体充分放松。

做完全套操后，平躺在地板上，绷紧背部和臀部肌肉，腰略挺。每周做操不少于3次，每次35~45分钟。持之以恒，才会有效果。

六类运动，
孩子不宜过早参加

处于生长发育旺盛时期的孩子，身体的器官、组织尚未发育成熟，有很多和成年人不同的解剖生理特点，并非所有的运动都适合孩子。

不宜进行拔河比赛

拔河比赛是一项对抗性较强的运动，往往会使儿童的手掌皮肤被绳索磨破，甚至由于双方拉扯时间过长，用力过猛，在强烈的外力作用下，容易引起脱臼或软组织受伤，严重的还会引起变形，影响儿童身体健康。

不宜肌肉负重力量锻炼

根据人类正常的生理发育次序，孩子生长发育时都是先长身高，后长体重，而且在一定时期内，他们的肌肉力量弱，易于疲劳。也就是说，身体发育以骨骼生长为主，还没有进入肌肉生长的高峰期。如果这个时候让孩子过早进行肌肉负重的力量锻炼，一是会让孩子局部肌肉过分强壮，影响身体各部分匀称发育；二是会使肌肉过早受刺激变发达，给心脏等器官造成较重的负担；另外还可能使局部肌肉僵硬，失去正常弹性。

所以，父母不要急于让孩子从事大人常练的引体向上、俯卧撑、仰卧起坐等力量练习。

幼儿不宜倒立

尽管幼儿的眼压调节功能较强，但如果经常进行倒立或每次倒立时间过长，会损害眼睛对眼压的调节。

10 岁以下儿童不宜玩碰碰车

孩子的肌肉、韧带、骨质和结缔组织等均未发育成熟，受到强烈震动时容易造成扭伤和碰伤。

8 岁以下儿童不宜玩滑板车

孩子身体正处于发育的关键时期，如果长期玩滑板车，会出现腿部肌肉过分发达，影响身体的全面发展，甚至影响身高发育。此外，玩滑板车时腰部、膝盖、脚踝需要用力支撑身体，这些部位非常容易受伤。

不宜扳手腕比手劲

孩子四肢各关节的关节囊比较松弛，坚固性较差，加之骨骼还没有完全骨化，易在外界各种不良因素的影响下发生肢体变形。如较长时间用一臂练习扳手腕，可能造成两侧肢体发育不均衡，甚至使脊柱发生侧凸。

第 **4** 章

孩子长不高，
可能与所患疾病有关

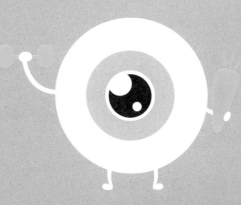

孩子身材矮小，别等等看

遗传决定个体身高发展潜力，后天因素影响潜力能否充分发挥，父母需要做的就是，抓住时机消除影响身高增长的不利因素，让潜力完全发挥，不留下遗憾。

发育过程要一直关注身高

生长是一个积累的过程，父母只有清楚孩子的生长发育规律，在孩子的整个发育过程中都一直关注身高变化，这样才能及早发现问题，及时解决问题。

家长应定期监测孩子的身高变化，学龄儿童至少一年一次，对比正常的身高水平。青春期开始的年龄段（8～10岁的女孩，10～12岁的男孩）最好做一次全面的生长发育检查，对孩子的生长发育情况进行评估，这样才能及早发现问题。

身材矮小要及时找出原因

造成孩子身材矮小有很多因素，体质性发育延迟只是其中的一种。父母自认为孩子是晚发育，采取"等等看"的观望做法，这是不对的，它往往会让孩子错过最佳的治疗期，最后导致孩子增高无望。

孩子身材矮小，首先需要排除可能的疾病因素。内分泌疾病、慢性疾病（如肝炎、哮喘、心脏病）、遗传代谢性疾病、染色体异常等都会影响孩子的身高增长，究竟孩子是不是晚长，这需要医生检查后才能得出判断。

7类疾病影响孩子长高

1 ➤ **先天性甲状腺激素缺乏症，即"呆小症"**
儿童期出现典型表现，如特殊面容：头大，干燥，发稀少，水肿，眼距宽，舌体宽而厚、常伸出口外等。此外还表现为呆滞、反应迟钝，心率慢或心脏大，腹胀、便秘等。

2 ➤ **生长激素缺乏症，即"侏儒症"**
患该疾病的患儿智力多正常，出生身高正常，2～3岁生长减慢或完全停止，学龄期年增长不足5厘米，娃娃脸，骨龄延迟，外生殖器发育小。

3 ❯ **染色体疾病**
也称为先天性卵巢发育不全症，是引起女童侏儒的常见原因。

4 ❯ **骨骼系统疾病**
如软骨发育不全、先天性成骨不全症、大骨节病等均可导致身材矮小。

5 ❯ **小于胎龄儿／宫内发育迟缓**
孕母有慢性疾病史，服药史，宫内缺氧、宫内感染等，导致患儿出生体重或身长低于同胎龄、同性别最低标准。出生后半年内未能实现有效追赶，成年身高也低。

6 ❯ **特发性矮小**
排除骨代谢病、营养不良、内分泌疾病等不明原因的矮小，60%～80%的矮小症属于此类。

7 ❯ **真性性早熟**
真性性早熟开始身高增长加速、身材较高，最终可因骨龄提前闭合，导致成年后身材矮小。

身材矮小，越早调整，效果越好

孩子年龄越小，骨骺的软骨层增生及分化越活跃，生长的潜力及空间越大，生长效果越好。但很多父母早期看到自己的孩子发育期仍不长个时都以为自己的孩子营养不良，或抱着孩子晚长的想法，一拖再拖，等发现身高不足时再来诊治，为时已晚，错过了理想调整时机。

把握关键时期，进行适当调整

孩子处于生理与心理的第一次发育黄金期，如果没有把握好关键时期，把长高潜力更大地发挥出来，导致身材矮小，不仅影响外形，而且不利于孩子形成健全的人格，进而影响将来的学习、生活、婚恋，造成一生难以弥补的遗憾。

父母要时刻关系孩子的生长状况，定期给孩子进行身高测量，监测孩子的生长速度，做到及时发现、及时就诊、及时治疗。孩子身材矮小，只要把握关键时期，进行适当调整，长高仍然充满希望。

运动中关节响是不是缺钙

人体关节活动时会发出响声，有时握拳，指关节会发出"吧嗒"的声音；有时爬楼梯，膝关节就会有节奏地"嘎嘎"作响，有时伸个懒腰、打个哈欠，颈背或牙关也会发出响声。有的人甚至对关节的这种响声上了瘾，时不时把指节扳得"叭嗒叭嗒"响。关节为什么会发声呢？是不是缺钙呢？

● 摩擦与弹响

要听懂关节的"语言"，首先要从它的结构谈起。骨与骨之间连接的地方就是关节，人体运动就是由众多关节带动完成的。关节一般由关节面、关节腔和关节囊组成。人体较大的关节有肩关节、肘关节、桡关节、髋关节、膝关节等。

人体活动时，相邻部分之间就会因为摩擦而发出声音。如握拳时听到指间关节发出响声，下蹲站立时听见膝关节发出响声，还有些人在转动脖子时听见颈部发出响声等，这些声音通常称之为"弹响"。在大部分人身上，这种声响不明显，而在有些人身上则听起来比较清楚。特别是那些久坐的人，关节间产生的润滑液少，加大了关节摩擦的损耗，更容易听到弹响了。

● 生理性弹响 ≠ 高枕无忧

通常，关节弹响有生理性和病理性之分。一般来说，仅有弹响，外表不红不肿、不感到疼痛、不伴活动障碍者属于生理性弹响。生理性弹响并非缺钙，不需要特别处理，也不必为此惴惴不安。

但那些爱好制造关节响声的人们还是应该警惕。虽然偶尔人为制造关节响声不足以造成关节软骨损伤，但若长期如此可引起关节囊松弛，久而久之易出现关节不稳导致骨性关节炎的发生。研究发现，常常制造指关节弹响的人普遍有指节变大、抓握力变弱的问题。

随着社会现代化的发展，常年伏案工作的人时常会出现颈椎弹响，这是在提醒人们不要同一姿势维持过久，要多加锻炼，最好 15～30 分钟起来活动一下，让关节周围的韧带得到放松。

● 病理性弹响多伴关节疼痛

伴有酸胀疼痛、活动受限等不适症状的弹响，可能是关节出现了问题，多属于病理性弹响。这种病理性弹响在膝、踝、髋、肩关节中都比较常见，如退化性关节炎、软骨软化、膝关节半月板软骨破裂等。

出现病理性弹响的患者应该及时到医院就诊，否则可能会出现严重后果。例如，半月板损伤治疗不及时会加重软骨的磨损，而软骨受损是不可逆的，会给患者行走带来不便，甚至可能导致终身遗憾。

● 弹响与年龄紧密相关

判断关节响是否暗藏健康问题，还和年龄有很大关系。一般来说，年轻人出现关节响以生理性原因为主，除非有外伤；而年纪大的人一旦出现"嘎嘎"作响，则要更多考虑局部关节是否有病变，比如韧带劳损、骨刺等。

小孩会因关节软骨、关节囊、滑膜、韧带及肌腱等还未发育完善，在活动时发出声响是正常现象。假如是这种情况引起，随着年龄增大，关节和周围组织逐渐发育完善，声响会逐渐消失。不影响孩子的正常发育，也不需要特殊处理。

如果是疾病引起，关节会在活动时会发出清脆的声响，一般伴有疼痛。父母一旦发觉孩子有疼痛反应，应及时带孩子去医院确诊。

1周岁内孩子髋关节响也要提高警惕

需要特别强调的是，1周岁的孩子在换尿布或穿衣服时髋关节发出声响，不排除先天性髋关节脱位的可能。建议带孩子去医院检查，以采取相应治疗。

孩子不长个，血压测测看

父母遇到孩子不长高时，一般首先想到营养问题或生长素缺乏。可能很难想到，孩子长个可能与血压异常有关。

许多人都认为高血压是成年人的"专利"，其实儿童甚至新生儿也会患高血压。

● 关于儿童高血压

儿童高血压和成人高血压一样，分为原发性高血压（原因不明，血压升高与高热量饮食、高盐饮食、运动少等不良生活方式关系密切）和继发性高血压（肾炎、肾动脉狭窄等疾病引起的血压升高）。但两者不同的是，成人以原发性高血压为主，而儿童多为继发性高血压。因此，孩子一旦被确诊患有高血压，必须先查找有没有引起血压升高的肾脏、心血管、肾血管、内分泌等方面的疾病，然后积极治疗这些疾病。

● 儿童患高血压要警惕

如何才能知道孩子是否患上高血压呢？

一般来说，大多数高血压患儿无明显症状，有时可出现头晕、头痛、耳鸣、乏力、学习时注意力不能集中等症状，且常常由于精神紧张、情绪波动、劳累、睡眠不好而使症状加重。另外，年龄小的患儿即使有头痛等不适，也不能用语言准确表达出来。

因此，父母要留意孩子有无精神状况的改变，如烦躁易怒、精神不振、睡眠不安等。出现异常改变时，父母要及时带孩子去医院检查，以便及早发现高血压。当高血压发展到一定程度将导致一系列严重后果，如心力衰竭、肾衰竭以及抽搐、偏瘫等脑病症状。应多加关注，及时处理。

此外，慢性汞中毒、铅中毒和维生素 D 中毒除导致孩子不长个外，还会导致高血压，因此，当孩子出现不长高的现象时，父母应及时带孩子到医院诊疗，查明病因。

但要注意的是，儿童高血压的诊断和分期标准与儿童的年龄、性别及身高、体重等指标密切相关，不可一概而论，必须由医生根据其年龄、性别、身高、体重的情况才能做出明确诊断。父母可不能在家里随随便便给孩子量个血压就随便下结论。

肥胖引发高血压

肥胖也是导致儿童患上原发性高血压的一个重要危险因素。这和孩子爱吃油炸食品、吃盐多、运动少、吃蔬菜和水果少等有很大关系。因此，对于肥胖的高血压患儿来说，适当减少热量摄入，积极参加体育锻炼，从而减轻体重，这很有利于血压恢复正常。

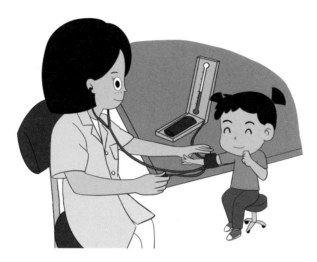

让孩子每年至少测量 1 次血压

怎样才能及早发现孩子可能患了高血压呢？

最好的办法就是每年至少让孩子测量 1 次血压。尤其是家族中有人患高血压，而孩子的生活方式又很不健康的话，更要经常测量一下血压。

在家为孩子测量血压，如果发现下述问题，要及早带他到医院检查。

2~6 岁儿童	7~12 岁儿童	12 岁以上儿童
收缩压（高压）大于110毫米汞柱、舒张压（低压）大于70毫米汞柱	收缩压（高压）大于120毫米汞柱、舒张压（低压）大于80毫米汞柱	收缩压大于140毫米汞柱，舒张压大于90毫米汞柱

需要提醒的是，给孩子测量血压，最好使用儿童专用的血压计，因为儿童的手臂大小、粗细和成人不一样，使用同样的血压计，测量结果可能不准确。

鼻炎影响孩子正常长高

春季天气忽冷忽热，花粉、柳絮等播散，致使过敏性鼻炎高发。喷嚏不断，鼻水连连；鼻痒、鼻塞、耳闷，苦不堪言。家长们知不知道，鼻炎会影响孩子正常长高呢？

● 过敏性鼻炎会影响孩子正常长个

孩子处于生长发育的高峰期，如果过敏性鼻炎反复发作，就会出现乏力、精神委靡、食欲不振等症状，长此以往，就有可能影响正常生长发育，从而出现体重和身高低于同龄人的情况。

其实，儿童不仅会得过敏性鼻炎，而且还是过敏性鼻炎的高发人群。据统计，6岁以下儿童过敏性鼻炎的患病率高达40%。孩子为什么会得过敏性鼻炎，主要取决于两方面的因素：首先，孩子本身具有"过敏体质"，简而言之，就是天生就容易过敏，这主要和遗传有关；其次，就是过敏体质的孩子正好接触到了会引发过敏的外界物质，也就是过敏原引发鼻炎。

● 孩子鼻炎的几种常见类型

一般来说，孩子鼻炎是儿童常见病，而且很容易被家长忽视，抵抗力强的孩子可能很快就能自愈，但抵抗力弱的孩子很可能会由急性转为慢性，这就需要家长仔细甄别鼻炎的类型，并采取相应的治疗手段，帮助孩子缓解鼻炎的痛楚。如果不去治疗，小儿鼻炎很可能会加重，引发一系列的问题。

干燥性鼻炎

多发生在冬春季，气候干燥引起鼻黏膜改变，诱发干燥性鼻炎。

特征 ＞ 鼻腔黏膜干燥不适，分泌物相当少。一般不流鼻涕，由于鼻内干燥有痒感，孩子常挖鼻孔，有时鼻涕中带血丝。

慢性鼻炎多为急性鼻炎反复发作或治疗不彻底转化而成，是鼻腔血管的神经调节功能紊乱引起的。

> 以黏膜肿胀、分泌物增多为特点。鼻涕多为白色和黄色脓涕，持续时间较长，伴鼻塞和头痛，并且感冒后症状加重。

肥大性鼻炎

鼻塞更加严重，鼻部通气困难，常常张口呼吸，因张口呼吸而刺激咽喉出现咳嗽、鼻部胀痛。

> 症状长期存在，鼻甲肥大，充血肿胀非常明显，甚至出现鼻中隔偏歪。

● 避开过敏原，就能缓解过敏性鼻炎

过敏性鼻炎的发作在孩子中比较常见，但也不是每个孩子都会出现。首先孩子本身是过敏体质，再接触到过敏原，就会出现过敏症状。

另外，孩子过敏体质的强弱也与过敏性鼻炎发作的频率和严重程度相关，如果弱过敏体质的孩子，在环境中就要接触较多的过敏原才会引起过敏性鼻炎发作；强过敏体质的孩子，他所在的环境之中并不需要存在太多的过敏原，就能引起过敏性鼻炎。

所以，一方面要增强孩子体质，另一方面要尽量避免接触过敏原，以避免或者减轻孩子的过敏性鼻炎的症状。

避免灰尘及有害气体的长期刺激，积极防治急性呼吸道传染病；避免给孩子食用含有大量异体蛋白或可能引起过敏的食物，如海鱼、海虾、鸡蛋等食物，饮食不可过于油腻，少喝碳酸饮料。

此外，从夏天开始给孩子用冷水刺激增加局部皮肤的血液循环，以保持鼻腔、呼吸道通畅。

治好龋齿才能促进身体生长

虽然随着生活水平的提高，儿童的口腔健康状况有了很大改善，但由于很多父母对孩子口腔健康的关注度并不高，护理的方法也不是很得当，另外孩子爱吃甜食、刷牙不认真等一些习惯，都会导致龋齿的发生。

● 龋齿会阻碍孩子的生长发育

什么是龋齿？就是我们常说的蛀牙、虫牙，它是一种细菌感染造成的牙齿硬组织逐渐被破坏的疾病。龋齿早期没有感觉，仅有牙表面上颜色发黄或发黑。时间久了，特别是不注意口腔卫生使食物残渣存留在牙面上，细菌可以分解食物中的糖分产酸，然后逐渐腐蚀牙齿形成黑洞，如果继续往下累及牙神经的话就会引起剧烈的疼痛。

严重的龋齿会影响孩子进食，不敢用龋齿咀嚼，食物没有经过细细咀嚼就进到胃里，会影响小肠对营养的吸收。久而久之，就会降低孩子的体质。目前预防龋齿有效的办法是做窝沟封闭，6岁左右做窝沟封闭的效果最好。

● 龋齿的预防

孩子的口腔保健应尽早开始，分阶段进行，方可防患于未然，杜绝龋齿。

0~6个月：温热纱布洗口腔

口腔保健不仅仅针对牙齿，应在孩子出生后不久就开始。孩子在长牙以前，父母应在喂奶后或睡觉之前用温热水浸湿的纱布轻擦孩子口腔各部分黏膜和牙床，以去掉残留在口腔内的乳凝块。这种清洁方法不仅能清洁口腔，而且能促进小儿口腔黏膜、颌骨的生长发育，增强抗病能力。孩子睡着时最好能停止喂哺，切勿含着奶嘴睡觉，否则容易得龋齿。

6~12个月：淡盐水轻擦乳牙

6个月左右，宝宝的乳齿开始长出来，这个时候，父母就要帮助孩子"刷牙"了。父母可用手指缠上消毒纱布，用淡盐水轻擦牙齿的各面。牙齿的清洁大可不必按照早晚两次来进行，最好一日数次，孩子每天早上起床及晚上吃完最后一餐后都要清洁口腔，同时还要清洁刚长出的牙齿，此时也可以开始用较柔软的婴儿牙刷，让孩子适应用牙刷刷牙的感觉。

1~2岁：白开水刷大牙

孩子1岁左右，大牙长出。这时完全可以用儿童牙刷给孩子刷牙了，不过为了宝宝的口腔健康，最好选择白开水。此外，孩子大牙长出后，就要开始注重口腔检查了。孩子第1颗牙齿长出后6个月内应去医院做一次口腔检查。

2~6岁：开始用牙膏刷牙

孩子2岁以后，上下牙全部萌出后。此时孩子可用小型软质牙刷沿牙齿的缝隙上下刷。不过，如果是孩子自己刷牙的话，家长一定要注意提醒孩子，在洗刷中注意不要使刷毛伤及口腔黏膜和牙龈。较之以往的盐水和白开水刷牙，此时的孩子可以使用牙膏来刷牙了。每天早上起床和晚上睡前，用儿童牙膏刷牙。为了避免孩子自己刷牙刷得不干净，家长最好每晚替孩子补刷牙齿一次。

此外，为了保护牙齿，预防龋齿，在孩子饮食方面，父母也要特别注意，应喂不含蔗糖的饮料与流食，喂药或其他营养品后应用清洁水帮助洁牙。婴幼儿的餐具、毛巾等用品应定期消毒，喂奶之前最好能清洁奶头。要想孩子口腔健康，定期的口腔检查也十分重要，最好能每半年至一年带孩子做一次口腔检查。

龋齿会遗传吗

父母患有龋齿，孩子也会满口蛀牙，这在现实生活中不少见，很多家长甚至认为蛀牙是会遗传的。其实蛀牙不会遗传，但会通过父母对孩子的喂食等行为传播给孩子，这也是孩子患上蛀牙的原因之一。

要避免下述几种行为：给孩子用奶瓶喂奶时，担心温度过高会伤害孩子，于是先就着奶嘴吮上一口试温；喂孩子吃饭时，用自己的餐具喂给宝宝吃；亲吻宝宝的嘴巴。

此外，家长患有龋齿的要积极诊治，以免传染给孩子。

长期便秘影响孩子发育

便秘对孩子的生长发育有很大的负面影响，可又不那么容易纠正，为此父母又着急又头痛。其实，只要对孩子的便秘原因加以了解，一定会找到应对便秘的万全之策。

● 多数便秘非病理原因

绝大多数孩子便秘并非病理原因所致，主要有以下几方面原因。

肠道菌群失衡

大便的性质和孩子摄入的食物成分密切相关。如食物中含大量蛋白质，而碳水化合物不足，肠道菌群继发改变，肠内容物发酵过程缩短，大便易呈碱性，干燥。这种情况多是由于父母没有注意孩子的科学饮食，或者孩子挑食厌食所导致的。

肠道功能异常

生活不规律，或者父母没有为孩子培养正确的排便习惯，都会导致不能形成排便的条件反射，进而导致孩子便秘。

脾胃虚弱

脾胃虚弱是最为常见的引起孩子便秘的原因，其主要表现为孩子积食、厌食以及上火等。

● 长期便秘

孩子如果经常出现便秘或大便干燥，就会影响孩子的健康，可能导致肛裂或痔疮，并且还可影响孩子的消化功能，使食欲减退。如长期便秘及食欲不良，就会逐渐造成孩子的营养不良，影响正常的生长和发育。

如孩子的便秘是因偏食和饮食过于精细所致，由于饮食中长期缺乏维生素和矿物质，就更易引起营养不良，而且消化系统中长期缺少粗纤维的作用，肠蠕动减弱，消化功能下降，可以引起孩子的消化功能紊乱。

由于体内不能及时将废物排出，蛋白质腐败物就被肠道吸收到体内，容易引起毒性反应。便秘的孩子常会感到头晕、头痛、食欲减退、肚子胀等，对健康非常不利。

孩子便秘的应对妙计

适当多食膳食纤维

膳食纤维可以刺激肠胃蠕动，促进排便，除了蔬菜和水果，木耳、菇类、燕麦片、海苔、海带等都含有丰富的膳食纤维和矿物质，可以多食用。

正确补水

两餐之间补水

妈妈不要在饭前给宝宝喂水，否则会影响宝宝的饮食量，进而影响营养的摄入，所以在两餐之间补充一些白开水最恰当。

外出后要给宝宝补水

家人带宝宝外出玩耍时，一定要带水，因为宝宝活动量很大，汗液分泌增多，很容易导致宝宝缺水，应及时给宝宝补充水分。

宝宝大哭后

宝宝大哭过后会流很多眼泪，也就是身体流失了大量的体液，所以宝宝哭声停止后，要及时给宝宝补水。

宝宝睡醒后要补充水分

宝宝睡眠充足后一般比较听话，这时给宝宝喂水他比较愿意接受。

揉揉肚子

无论是不是便秘的孩子，每天睡觉前帮他揉揉小肚子，按顺时针的方向，轻揉 5 分钟左右，能加强肠胃蠕动。

多运动有利于预防便秘

妈妈鼓励孩子积极进行户外活动，如跑、跳、骑小车、踢球等，有利于增强腹肌的力量，且促进肠胃蠕动，预防便秘。

小贴士

孩子便秘可以喝蜂蜜水吗

根据孩子的身体发育情况，一般来说，1 岁以前不添加蜂蜜（一是蜂蜜里含有一种肉毒杆菌会产生毒素，对孩子有危险；二是蜂蜜由花粉酿造而来，容易引起孩子过敏），1 岁以后要谨慎添加，真正适合孩子添加蜂蜜是等 3 岁以后。

孩子睡觉打鼾，当心长不高

瞧孩子睡得多香，还打鼾呢！有些父母看到自己的孩子睡觉打鼾还这样认为，那就错了。这可不是什么好事，因为健康的孩子不打鼾。

● 打鼾并非睡得香

儿童睡眠打鼾主要是由腺样体、扁桃体肥大而引起的。

根据生长发育规律，孩子2岁后，扁桃体、腺样体会发育长大，5~6岁时达到最大，12岁以后逐渐缩小，到青春期萎缩。但如果反复上呼吸道感染，可引起扁桃体、腺样体极度肥大超过了生理性极限，随着孩子入睡后肌肉放松，肿大的腺体就会阻塞气道，使上呼吸道缩窄或塌陷而使孩子呼吸费力，引起打鼾，甚至憋气。

● 睡觉打鼾多因疾病

如果你的孩子除了晚上打鼾之外，还有张口呼吸、睡眠易醒、烦躁不宁、夜晚遗尿、白天疲倦等问题，一定要上医院检查他是否患上了儿童睡眠呼吸暂停综合征。

这种疾病的危害可影响终生，会影响孩子的生长发育，让你的孩子长不高。因为，它的症状是睡眠中呼吸暂停持续10秒以上，一晚中呼吸暂停次数超过30次以上。人体内的生长激素是在深睡时分泌的，如果孩子夜间打鼾，容易造成浅睡或反复短时醒觉，必然会抑制生长激素的分泌。可能导致身体和智力发育迟缓，学习成绩下降，全身发育和营养状况较差。

另外长期呼吸阻力的增大会引起胸廓变形，呈漏斗状，面容改变，如颌面骨发育障碍，上颌骨变长，腭骨高拱，牙列不齐，上切牙突出，唇厚等所谓的"腺样体"面容。

● 早发现早治愈

家里有个打鼾的孩子，做父母的得密切观察，并看其有没有其他症状。若睡眠中出现打鼾现象，应该到医院耳鼻喉科就诊。

儿童睡眠呼吸暂停综合征90%以上是可以通过手术治愈的，尤其是腺样体和扁桃体肥大的患儿效果最好。一般手术的最佳年龄是4~8岁，一般腺样体到11岁以后会萎缩，但年龄太大做会错过生长发育的最好时机。

这样做 孩子长得高 视力好

孩子"疯长"，警惕垂体瘤

已过世的篮球运动员、身高 2.28 米的"亚洲第一中锋"穆铁柱，还有同样是大个子、身高 2.06 米的"女巨人"郑海霞。他们高大魁梧的身材，并非长得好，而是脑垂体出问题所致，形成肢端肥大症。孩子长个慢是问题，长得太高太快也是问题。

● "疯长"，警惕垂体瘤

如果说大脑是人体的司令部，那大脑里面的垂体就是负责内分泌的司令员。如果它出了问题，内分泌系统就失调。你有没有见过这样一类人，他们手指很粗，鼻子很大，还有两瓣厚厚的嘴唇？这些特征都表明，他们的垂体可能出了问题，长了垂体瘤。

生长激素持久过度分泌，在骨骺闭合之前可引起巨人症，而在骨骺闭合之后会导致肢端肥大症。因此很多肢端肥大症的孩子在发育期长得特别快、特别高。头面部变化尤为突出，嘴唇肥厚，鼻唇隆起，鼻宽舌大，声音变粗，发音低沉。手脚粗大、肥厚、手指变粗，不能做精细动作。

长期过度分泌的生长激素可导致全身软组织、骨和软骨过度增生，此外垂体肿瘤压迫症、糖尿病、高血压、心脑血管疾病、呼吸系统疾病以及结肠癌等恶性肿瘤发病率也会相应增加，严重影响患者的健康和生存质量。肢端肥大患者死亡风险增加 2~3 倍，寿命缩短 10 年。

这里要提醒父母的是，如果您的孩子长个长得太快，远远超出正常范围，您可千万别高兴太早，得看看孩子是否同时出现相貌变丑或是不明原因的闭经、溢乳、视力下降等症状，如有以上症状，要提防是肢端肥大症。

小贴士

注意复查

一些侵袭性垂体瘤，非常容易复发。病人手术后三天、一个月、三个月、半年、一年都需复查，观察手术区域的动态变化。

孩子生长痛，父母别慌张

很多父母都有过类似这样的经历：该睡觉了，孩子却开始哭闹喊腿疼，非要妈妈揉一揉。回想一番，白天没磕没碰，仔细检查也没有异常。最终还是放心不下，带孩子到医院检查，医生多半解释说一切正常，只是"生长痛"。

● 生长痛的原因

生长痛是很多孩子经历的一种情况，多见于 3～12 岁生长发育正常的孩子。

首先是由孩子特殊的年龄阶段造成的。孩子从出生到 13 岁左右是身体快速生长发育期，特别是骨骼发育特别快，这样就会造成肌肉出现牵拉痛，所以不少孩子觉得膝盖疼及腿部骨头疼痛，其实主要是周围肌肉疼痛。

其次是发育不平衡造成的。在儿童骨骼生长迅速的同时，四肢骨骼周围神经、肌腱、肌肉生长相对较慢，这样的"不同步"发育很容易造成下肢腿部肌肉紧张。

再次是代谢产物堆积。这一点就是父母通常认为的运动量过多造成的。孩子在过度活动后或是发育过程中，组织代谢产物过多，引起酸性代谢产物堆积，也会造成明显的肌肉酸痛。

● 生长痛主要有 3 个特征

特征 **1**

特征 **2**

特征 **3**

多为下肢疼痛

生长痛最常见的发生部位在膝、小腿和大腿的前面，偶尔会在腹股沟区，疼痛一般在关节以外的地方。典型的是双侧疼痛，也有一侧疼痛的。

多为肌肉性疼痛

生长痛主要是肌肉疼痛，而不是关节或骨骼的疼痛。疼痛的部位也不会有红肿或发热的现象。

疼痛多发于夜间

白天由于孩子的活动量比较大，就算感到不舒服，孩子也可能因为专注于其他事情而不易察觉。等到夜里身心都已放松下来，准备要好好休息时，"疼痛"的症状就会让孩子感到特别不舒服，甚至难以忍受。

没有生长痛会长不高吗

生长痛是一种自然的生长现象，因为孩子骨骼生长迅速，而其周围的神经、肌腱、肌肉的生长相对慢一些，因而会产生牵拉痛。这跟长多高没有太大关系。而遗传、睡眠、激素、心理等多种因素综合起来才能影响身高。所以，有些没有过生长痛的人同样长得很高。

缓解疼痛有良方

确定孩子是"生长痛"之后，除非是疼到不能忍受时，医师才会开一些止痛药，大部分情况，生长痛是不需要特别治疗的。但有一些缓解疼痛的方法，父母不妨了解一下。

转移注意力

转移注意力是让孩子忽略疼痛的有效方法。父母可以用讲故事、做游戏、玩玩具、看卡通片等方法来吸引孩子。对待病孩子要比平时更加的温柔体贴，因为家长的鼓励和精神支持，对孩子来说才是最重要的镇痛良方，有时甚至比药物还有效。

局部热敷、按摩

父母可用热毛巾对孩子疼痛部位进行按摩或热敷，这样能缓和孩子的紧张情绪，从而缓解疼痛带来的不适感觉。按摩时，一定要注意揉捏的力度。让孩子在温柔的抚摸下入睡。

减少剧烈运动

生长痛不是病，不需要限制孩子的活动，但如果疼痛比较厉害，注意让孩子多休息，让肌肉放松，不要进行剧烈活动。

补充营养素

让孩子多摄取可以促进软骨组织生长的营养素，如牛奶、鸡蛋，都含有弹性蛋白和胶原蛋白。而维生素 C 对胶原合成有利，可以让孩子多吃一些富含维生素 C 的蔬菜和水果，如青菜、韭菜、菠菜、猕猴桃、柑柚等。

淋浴或泡温水

如果发现孩子某一天活动量较大，睡觉前可以进行淋浴，淋浴时间比平时稍长一会儿，或者在洗澡盆装入温水，让孩子多泡一会儿。

增高药
不要盲目吃

看一个孩子的生长发育是否正常，通常参考儿童生长发育标准曲线，而不是盲目地和周围的孩子做比较。如果家长认为孩子身材矮小，应咨询专科医生，找出孩子身材矮小的原因，对症治疗，切忌乱给孩子吃增高药。

乱吃增高药，小心性早熟

曾听一个治疗矮小症的专科医生说过，有一个不到10岁的小女孩因乱吃增高药，不到一年就性早熟了，估计成年后身高也到不了1.4米。家长们要注意，性早熟容易导致孩子身材矮小，这是因为孩子出现性早熟时，性激素提前大量分泌，生长激素也伴随大量分泌，使孩子身高短期加速增长，导致孩子早期身高暂时比同龄孩子高。但由于性激素的刺激，骨成熟变早，骨骺会提前闭合，导致孩子骨骼生长期缩短，身高发育过早停止，最终导致身材矮小。

增高药暗藏玄机，小心上当

目前市面上没有疗效确定的增高药物，也没有真正具有增高作用的保健食品，某些宣称具有增高作用的产品里，多数非法添加了性激素。

身高与遗传、内分泌、后天环境等多种因素有关。据测定一个人早晨和晚上的身高也不一样，而且总是早上刚起床时身高略高，早上和晚上身高能差0.5~1.5厘米。这是因为人的脊柱的椎骨之间都由椎间盘相连接。为了减少摩擦，椎间盘之间有帮助润滑的软骨，它的形态可以随受力的变化而变化：受压时可被压扁，除去压力又可恢复原状。由于椎间盘有上述特点，因此，人体经过一天的劳动或长时间的站立、行走之后，椎间盘会因重力作用而变扁，整个脊柱的长度会缩短，身高就会降低，经过一整夜的睡眠，椎间盘恢复原状，于是便出现了"早高晚矮"的现象。有骗子就利用这一点来行骗，先让小朋友下午来量一下身高，然后服用所谓的增高神药，1周后让他早上来量，身高长了1厘米，家长被骗买了半年的药。面对有常识的骗子，家长们更要多长个心眼，别轻易就被人骗了。

若家长认为孩子身材矮小为病理原因引起，应咨询专治矮小症的专科医生以确定治疗方案，别轻易就被人骗了。

第 **5** 章

练视力、勤保健，眼睛自然好

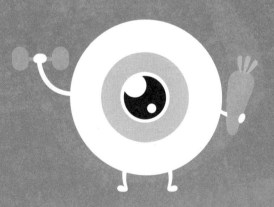

通过训练可以提升视力，是真的

● 眼疲劳和视力低下的原因

物体的形状、颜色、状态等信息投映在视网膜上时，会通过视神经被传输到视觉中枢，然后所有信息投影在大脑的前额叶。

这个视路一般在 6～7 岁时形成。因此，无论大人还是孩子都有必要了解视网膜正常成像的原理。

睫状肌呈环状依附于晶状体的周围，晶状体的厚度因其收缩而变化，从而起到调节焦点和距离的作用。

睫状肌收缩，晶状体就会变厚，将焦点集中在近处的物体。睫状肌松弛，晶状体的厚度也会恢复原状，将焦点聚在远处的物体上。这和单反相机是一个道理。

当光进入到眼睛时，单纯地调节焦距还不够，多种肌肉都被动员起来。"眼疲劳""视力衰退"都可以说成是"肌肉变弱"。

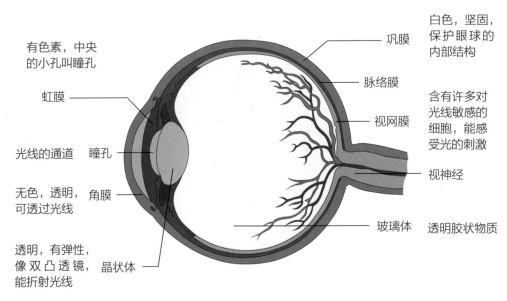

有色素，中央的小孔叫瞳孔

虹膜

光线的通道　瞳孔

无色，透明，可透过光线　角膜

透明，有弹性，像双凸透镜能折射光线　晶状体

巩膜

脉络膜

视网膜

视神经

玻璃体

白色，坚固，保护眼球的内部结构

含有许多对光线敏感的细胞，能感受光的刺激

透明胶状物质

眼球构造图

● 掌握日常训练法，视力提升并不难

看见物体必须从整体来考虑，大脑综合活动第一步就是眼睛看到了物体。训练眼部肌肉可以提升这种功能。数量越多的肌肉调动起来就越能看清物体。如果肌肉衰弱看不清，通过锻炼眼部肌肉，使眼睛重新恢复视力，比起眼镜和隐形眼镜，依靠人类本身的能力更具有优势。

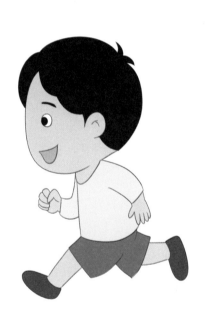

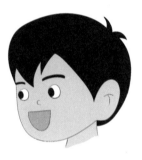

充分的氧气进入身体，血液循环功能便会强化，人就会变得有精神。锻炼眼部肌肉将氧气送到眼和脑的血管中，眼睛就会看清楚了

腰腿力量不足，体力差，脚无力，身体和腰腿容易感到疲倦，或者是很难消除疲劳，这些症状都是由于肌肉训练不足而引起的。

眼睛的工作也是一样的。改善眼睛功能和使体弱的身体复原是一个道理。当视力下降时，掌握一定的训练技法，可以将充分的氧气送达到眼部肌肉，从而使影响眼部工作的二氧化碳排出体外改善血液循环。这样有利于促进眼睛恢复原来的功能。

恢复视力的练习和训练法强度并不是很大，而是在日常生活中随时可以做的非常简单的方法。

眼部拍打法

什么是拍打法

拍打法是指用拇指之外的四根手指拍打身体部位的一种训练方法。眼部拍打法可有效提升视力、预防眼部疾病，可让视野变得更清晰，斜视等也可得到改善。

拍打时要根据自己的承受能力掌握好力度。开始时要轻拍，眼睛能够感觉到有拍打的渗透力即可。之后可适当增加拍打的力度，但力度不可过大，也不可盲目突然用力，要循序渐进。每秒钟的次数保持在3次左右，要有节奏地进行拍打。

拍打法可以同时刺激身体肌肉、骨头和皮肤，促进它们的血液循环。血液循环改善之后，这些部位的氧气供给会增强。

眼周拍打还可改善内脏功能

眼睛周围聚集着大量可以促进自主神经活动的穴位。拍打时，即使不刻意地去想每个穴位的具体位置，但只要按照一定的方法进行拍打，自然而然地就会刺激到这些有效穴位。

按照中医理论来讲，这些穴位正好位于通往人体内脏的经络上。因此，拍打这些穴位的同时还可以很好地改善内脏功能。

实际上，自主神经遍布人体全身。所以，除了眼部之外，如果能够对手臂和腿部一同进行拍打、给予刺激的话，效果更佳。

拍打完成，眼睛不要立即睁开

整个拍打过程身体和思想都要放松，而且身心越放松拍打的效果越好。拍打完后眼睛不要立即睁开，稍微闭一会而再慢慢睁开。

● 眼部拍打法实际操作

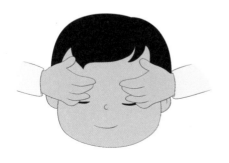

1

沿着从额头中央到太阳穴的
方向，拍打眉毛 5 次。

2

沿着从眼角到眼尾的方向，
拍打眼睛下方 1 厘米处 5 次。

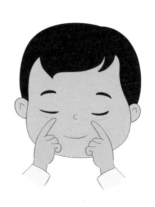

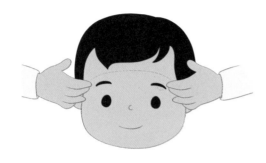

3

沿着从太阳穴到头顶的方向，
拍打头部 5 次。

● 手部、腿部拍打法实际操作

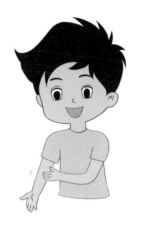

◀◀◀ 1 手臂拍打法

沿着从手腕到胳膊肘的方向，用手掌侧面来回砍击相反手臂 10 次。内侧和外侧均要进行拍打。

2 ▶▶▶ 腿部拍打法

沿着从脚踝到膝盖的方向，用手掌侧面来回砍击腿部 10 次。内侧和外侧均要进行拍打。

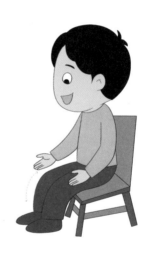

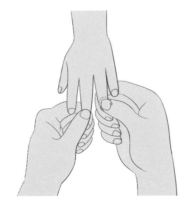

◀◀◀ 3 手指头捏揉法

家长用食指和拇指捏揉孩子一只手的指甲根部 5 次。

揉抖法

与拍打法相同，揉抖法使用的也是食指、中指、无名指和小指。

该方法需要先用四根手指轻轻按压皮肤，然后再将其进行上下或左右抖动，整个过程就是让肌肉得到放松。具体方法如下。

1 ▶ 将手指轻放于眉毛处，沿着从眉尖到眉尾的方向选择三处进行抖动，每处上下抖动5次。

2 ▶ 将手指轻放于眼睛下面的骨头处，沿着从眼角到眼尾的方向选择三处进行抖动，每处上下抖动5次。

3 ▶ 将四根手指轻放于眼尾与太阳穴之间，左右抖动5次。

4 ▶ 将双手移至耳朵和头部进行上下、左右抖动5次。

5 ▶ 将一侧手掌轻放于颈椎处，上下、左右抖动各5次。

6 ▶ 将双手分别轻放于颈椎两侧，上下、左右抖动各5次。

揉抖法可以使皮肤、血管和肌肉得到放松，这不仅可以促进它们的血液循环，同时还可以通过抖动带来的刺激很好地为内脏和大脑发送信号，以使它们更加充分地发挥应有的作用。

拍打法会很好地改善人体的自主神经系统和血液循环系统功能，而揉抖法将会进一步巩固这些成效。

按摩法

● 按摩法的要求

　　按摩法指使用中指、无名指和小指指腹对皮肤表面进行充分按摩的一种方法。进行该训练法时，需要先将拇指置于下巴中央，以便支撑以上三根手指的活动（如图）。

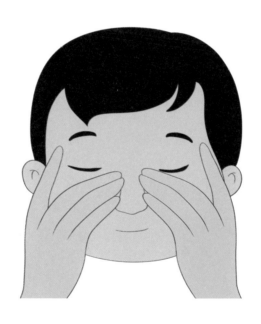

　　按摩法的要点在于充分地按摩皮肤深处发硬的肌肉。通过按摩，皮肤会发热，血液循环就会更加畅通和持久。而且，通过最后一步对太阳穴 3 秒的按压，可以更好地增进血液循环速度。

● 眼部上方按摩

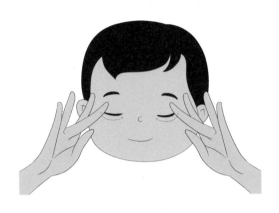

◀◀◀ **1**

沿着从眼角到眼尾的方向，
用双手中指指腹轻轻按摩上
眼窝框5次。

2 ▶▶▶

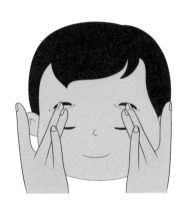

沿着从眉头到眉尾的方向，
用双手中指指腹轻轻按摩眉
毛5次。

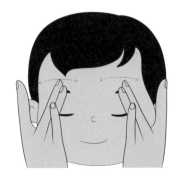

◀◀ **3**

沿着从眉头到眉尾的方向，
用双手中指指腹轻轻按摩眉
毛上方部位5次。

● 眼部下方按摩

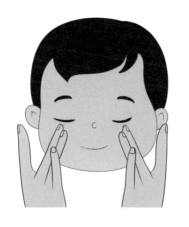

◀◀◀ 1

沿着从眼角到眼尾的方向，用双手中指指腹轻轻按摩下眼窝 5 次。

2 ▶▶▶

沿着从眼角到眼尾的方向，用双手中指指腹轻轻按摩眼睛下方部位 5 次。

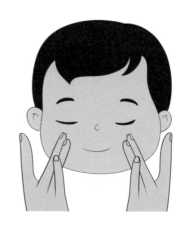

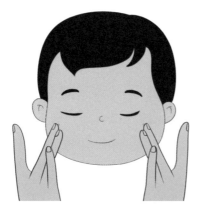

◀◀◀ 3

沿着从眼角到眼尾的方向，用双手中指指腹轻轻按摩眼睛下方颊骨部位 5 次。

最后，用中指、无名指和小指轻按太阳穴 3 秒。

指压法

　　指压法是通过对眼部和耳部穴位的刺激来促进眼部血液循环、从而为眼睛提供营养（氧气）的一种方法。

● 眼部穴位按压

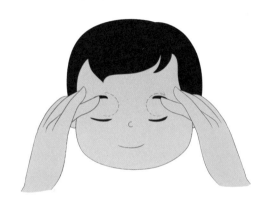

◀◀◀ **1**

用中指指头轻轻按摩眼部穴位3次。

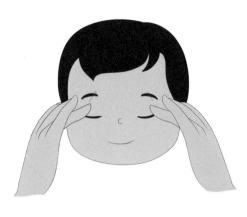

2 ▶▶▶

轻轻按压3秒之后保持静止。

第**5**章

练视力、勤保健，眼睛自然好

● 耳部穴位按压

除了眼睛之外，耳朵周围也布满了影响全身健康的多个穴位。通过这些穴位，可以使内脏功能和发生错乱的自主神经得到很好的调整。具体方法如下。

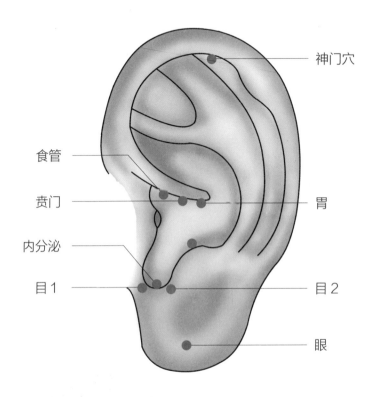

神门穴

食管

贲门

胃

内分泌

目1

目2

眼

1 ＞ 用中指和食指捏着耳朵按压3秒。

2 ＞ 用中指和食指按摩耳垂及整个耳朵。

由于平时很少触摸耳朵，因此通过按摩、按压、拉扯或者将手指头伸入耳朵里进行前后按压等这些方法，都可以很好地提升孩子的视力和听力。

便利勺训练法

● 准备训练用的道具

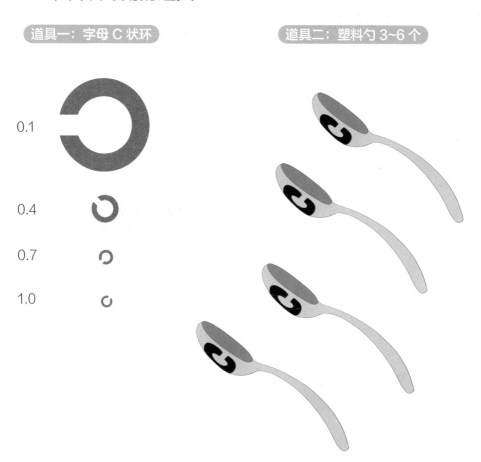

道具一：字母 C 状环

0.1

0.4

0.7

1.0

道具二：塑料勺 3~6 个

便利勺制作说明：将 C 状环复印并裁剪，贴在塑料勺的凸面中央制成便利勺。

第 5 章 练视力、勤保健，眼睛自然好

● 眼部肌肉训练

使用便利勺做眼部肌肉训练。注意眼睛可以动,头不能动。

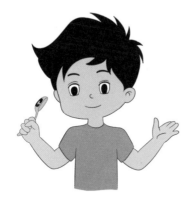

◄◄**1**

准备好训练用的便利勺。

2►►►

将便利勺放到眼睛的正前方。

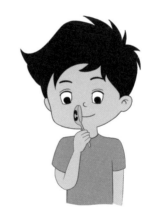

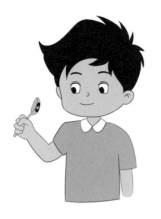

◄◄**3**

一边看 C 状环一边拉开便利勺
与眼睛之间的距离。重复数次。

便利勺可以放在书包中、书桌上等,以便随时激发孩子的练习兴趣。父母要常常
鼓励孩子,让他坚信自己的视力会越来越好,这种积极的心态是非常重要的。

无论何时何地,只要感兴趣,只要有时间都可以练习。每日做 2~3 次,每次做
5~6 分钟,稍作休息再接着挑战。坚持 1~2 周,视力就会有明显的提升。

● 眼球功能练习

使用便利勺进行眼部训练有很多种。接下来，将介绍一下锻炼眼球功能的练习。

将双眼的瞳孔分别转向左右两侧外眼角，这是提高看清远近功能的肌肉训练。注意眼睛可以动，头不能动。

1 ▶▶▶ 伸直后背，脸朝正面，两手各拿起一只便利勺抬高到与眼睛同高度的位置。

2 ▶▶▶ 保持高度不变，将双臂缓缓地打开。最开始做的时候可能会有点困难，习惯后就会很简单了。

3 ▶▶▶ 当左右便利勺相距1米时，停止移动双臂，两眼分别凝视两端的便利勺，同时心里默默数数，从1数到10。

4 ▶▶▶ 双眼看着便利勺两端，然后缓缓将双臂合回。将这个动作反复练习5分钟。请一定要在适当的程度内练习。

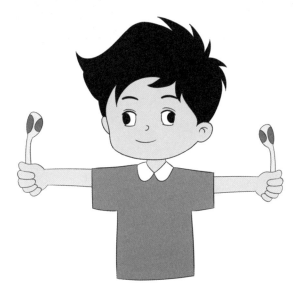

明暗训练法

明暗训练法其实就是睁眼和闭眼的交替，所以不论何时何地都能很方便地锻炼。

① ＞ 躺在床上凝视天花板的灯，或者坐在椅子上盯着写字台上的灯。

② ＞ 保持姿势不动一直盯着看，从 1 数到 10；然后闭眼，从 1 数到 10。

③ ＞ 重复上述步骤 10～13 次。

因为是从有光到无光交替活动眼睛的训练方法，所以无论是白天，还是黑夜，有光源就可以练习（每日 2～3 次，每次 2～3 分钟）。

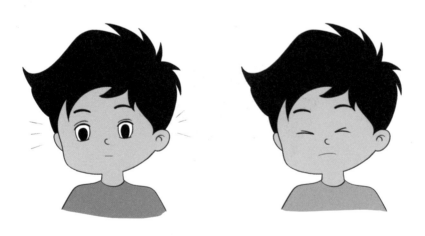

眼睛睁大然后闭上，可有效地锻炼虹膜的功能和肌肉。这个训练方法非常方便，无论在家还是在公交车上，都可以挑战一下

食指训练法

食指训练法练习的要点是身体放松，头部不要摆动，仅活动眼睛。

1 ▶ 双眼注视前方竖立的食指。然后缓缓地向上移动自己的食指至 40 厘米处，然后盯着之间从 1 数到 10。

2 ▶ 移动食指回到原来位置，然后用同样的方法将食指向下移动至 40 厘米处。

3 ▶ 恢复原位，然后将食指向右移动。

4 ▶ 同样的动作，将食指向左移动。

按照以上步骤练习 5～6 分钟。一日 2～3 次，适当即可。

将竖立在眼前的食指拉近、拉远、上下左右移动，可以达到锻炼控制瞳孔肌肉的效果

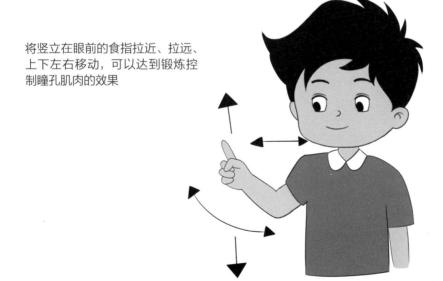

移动视力训练法——判断力

操作方法

移动视力训练法是需要他人协助的。假定妈妈来帮助这次练习。

1 〉 妈妈和孩子面对面坐下。

2 〉 妈妈将展开的双手"啪"地猛然合上，然后再将双手打开至相距10～20厘米处，接着再"啪"一声猛然合上，然后再打开，如此重复此动作。

3 〉 在妈妈的双手打开未合上之前，单手穿过妈妈双手之间，无论上下左右都可以。只要没有碰到妈妈的手即可。重复做这个练习。

这个练习能够锻炼孩子的神经。眼睛的瞬间爆发力增强，刺激到眼部周围肌肉和血管，使大脑活跃，集中力增强。

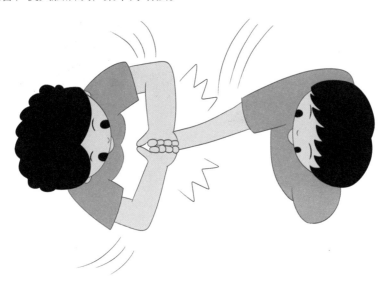

只要掌握窍门，就可以以愉悦的心情进行练习

● 检测眼睛是否疲劳

坚持做以上练习 10 分钟以上，眼睛和手腕就会感觉疲劳。这时候，检测一下自己的眼睛是否真的疲劳了，可以按照下面的方法确认一下。

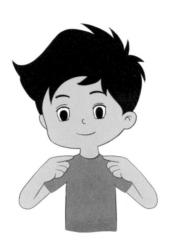

睁开眼睛看向正面，双手食指指尖缓缓从两端相互靠近。注意头部不能动

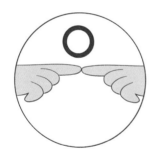

此时，如果双手食指指尖接触到并成一条直线，说明还可以继续锻炼

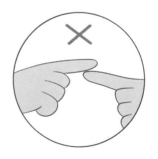

如果双手食指指尖不能合成一条直线，说明眼睛已经疲劳，应该停止练习

良好的咀嚼能力可以减少失误

吃饭时咀嚼会造成压力，这种压力从牙齿传来，使大脑的工作活性化。同时咀嚼可以使眼部周围得到活动，自然而然地锻炼了眼部肌肉，使视力得到提升。而且良好的咀嚼习惯会分泌出更多的唾液，使吃饭会觉得更香，还有助于胃肠蠕动，帮助我们打造一个更结实的身体。

移动视力训练法——运动力

能够用眼睛迅速且清晰地捕捉到移动物体的人，可以说他们的动体视力非常好，可以发挥出优秀的云动力。

人随着年龄的增加，反射神经会变得越来越迟钝，走路的时候也会和对面走来的人相撞。移动视力减弱会给日常生活造成障碍。处于成长期的孩子，训练移动视力，可以使他们的行动变得敏捷、学习能力和体力都提高，甚至可以帮助孩子形成良好的性格。

● 日常训练

移动视力训练，在日常生活中可以轻松地完成，如下所示。

1 〉 记忆路过身边的汽车的车牌号。还有，说出司机是男是女，同车的人是大人还是孩子，大约年龄。

2 〉 努力读出即将进站的公交车上的文字，当公交车停下后，确认一下自己说的对不对。

3 〉 在宽阔的空间里，观察那里的花草树木、房子、街道样貌，将记忆变成一种习惯。

从最开始看起来模模糊糊，慢慢地自己变得放松，到最后能够看清，眼睛按照这个顺序变化得话感觉会非常好。

● 8个基本点练习

这个移动视力训练法，不仅有助于提高孩子的运动能力，还能提高其积极性。
看第87页图，用数字标记的图案有8个。从数字1开始，单眼按1~8的顺序追读。

1 〉 一只手遮住自己的一只眼睛，用另一只眼睛追读1~8，重复4~5次。

同样的方法，换另一只眼追读。

 两只眼睛一起看。

从头到尾结束以后，然后按照 8～1 的顺序再次进行前面的练习。坚持 4～5 分钟。

只要习惯以后，就可以随意选择自己喜欢的数字练习。这个练习不仅能够锻炼睫状肌，还能使虹膜恢复生命力。

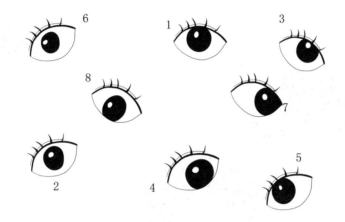

● 18 个基本点练习

看下图，被标记了的 18 个足球，虽然数字多了，但是练习方法和前面一样。

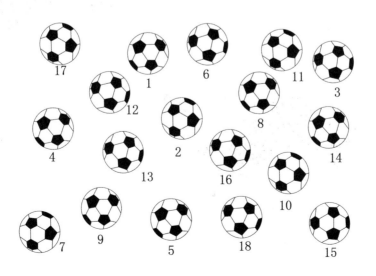

第 5 章　练视力、勤保健，眼睛自然好

泡澡放松：
消除眼部疲劳

　　在浴缸中交替使用冷热毛巾敷在双眼之上，然后睁眼、闭眼，按摩眼周，听舒缓的音乐，将水果皮放在浴缸里，从而达到身心放松。

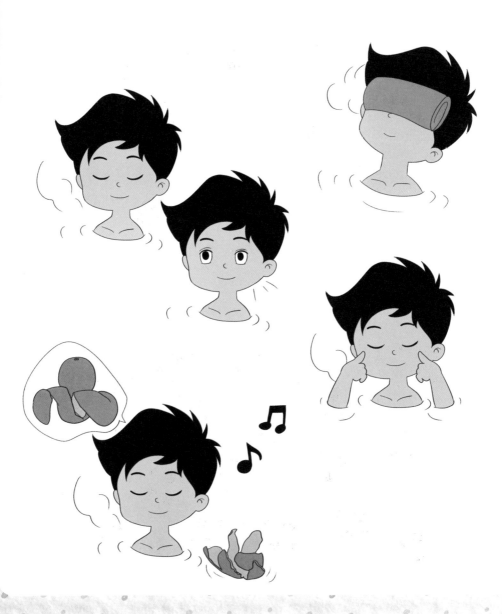

第6章

视力游戏，
愉快中提升视力

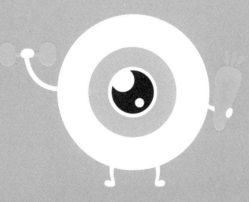

眼球运动游戏

我们看东西时，眼球会以 1/50 秒的速度急速闪动，这就叫眼球的扫视运动。正常的眼睛能不断地进行扫视运动，使眼球充满活力，看清世界。如果眼球扫视运动减缓，会影响视觉的清晰度；如果扫视运动突然停止，眼睛会产生 1~3 秒的"空视野"，也就是无色无形的感觉，什么也看不见。所以，训练孩子眼球的扫视，有助于提升孩子的视力。训练孩子眼球运动的游戏有摇摆游戏、眨眼游戏、眼睛洗澡游戏、转眼球游戏、远近移动游戏、隐形画笔游戏等。

● 摇摆游戏

游戏目的

孩子身体摇摆如移动头部、眨眼睛等，可使大脑和全身得到放松，有利于眼睛的扫视运动，使视觉更清晰。

游戏方法

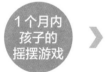 1个月内孩子的摇摆游戏 >

1. 让孩子躺在妈妈的臂弯里，妈妈做半圆形的来回摇摆，孩子的头部会前后左右移动，眼睛可以自己转动追寻周围的事物（可以放个黑白色的字卡）。
2. 妈妈要左右臂轮换抱孩子，可使孩子的两只眼睛都能得到视觉刺激。

 1个月以上孩子的摇摆游戏 >

妈妈可以在孩子小床的上方栓上轻而柔软的彩带、玩具等，让孩子踢打和拉扯，这样孩子眼睛也会随之运动，进而锻炼孩子眼球。

> **小贴士**
>
> 1. 对于 1 个月内的孩子，家长摇摆时，注意不要用力过猛，否则会给孩子造成不必要的伤害。
>
> 2. 对于 1 个月以上的孩子，家长选择玩具时，尽量不要选择氢气球，以免发生危险。

● 眨眼游戏

眨眼游戏可滋润眼球，减少眼干涩，保护眼睛。因为眨眼可把泪液涂在眼球表面，湿润、光滑角膜。眨眼时，视网膜上会有数百万的信息进入大脑，而闭眼的瞬间，光线无法进入，眼球会得到短暂的休息，当再次睁眼时，光线会再次进入眼内。所以眨眼时，眼睛可持续震动，保持眼睛活力。

游戏方法

1. 妈妈和孩子手拉手。
2. 妈妈说拍拍手，妈妈和孩子一起拍拍手（三下），妈妈和孩子手拉手，妈妈说眨眨眼，妈妈和孩子一起眨眨眼（三下），可以持续玩几次。

小贴士

当孩子看书、玩电脑时，多做做眨眼运动，有利于保护眼睛。

妈妈和孩子玩眨眼游戏时，也可以加入儿歌，更能调动孩子的积极性。

● 眼睛洗澡游戏

游戏目的

将新鲜氧气带入大脑和眼睛，使孩子心情舒缓，视力明亮且清晰，相当于给孩子眼睛洗了一个澡（眼睛需要大量的氧气，如果增加眼睛对氧气的吸取，可加快眼睛废物的排出）。

游戏方法

妈妈和孩子玩眼睛洗澡游戏，如一起做个深呼吸、一起打个哈欠、一起大声喊几声，让孩子全身放松蹦跳，摆动四肢，加速淋巴液流通，清除体内废物，眼睛也会被清洗。

小贴士

妈妈和孩子玩眼睛洗澡游戏时，一定要注意孩子自愿。

● 转眼球游戏

游戏目的

通过运动眼球的每条肌肉（眼球的周围有 6 条肌肉，两两相对，结为 3 对，共同完成眼睛上下左右的运动。每对眼肌要肌力相当、互相协调，才能保证眼球位置正常，运动自如），均衡地增加每条眼肌的肌力，使其协调工作。

游戏方法

1. 妈妈一手扶住孩子的下巴，一手拿一支红色的笔。
2. 妈妈拿笔先按顺时针方向（即右、下、左、上）慢慢转一个圆圈。
3. 孩子的眼睛跟笔移动，眼球也做顺时针方向运动。
4. 顺时针转完后，再逆时针旋转，每次做 2~10 次（一次包括顺时针和逆时针各一次），具体依据孩子年龄大小和耐力决定。

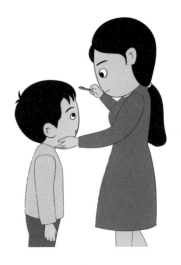
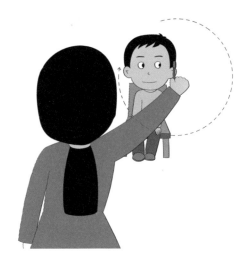

小贴士

1. 孩子眼球转动的速度要慢，且是一个圈，不只是右、下、左、上四个点。

2. 转眼时，孩子头部始终不动，只动眼，不动头。比如向右转时，目光极力向右，能看多远看多远，但头不能向右转，向左转也是；向下时要极力向下看，但不能低头，向上时不能仰头。

3. 练习时，妈妈可以加些儿歌，也可以自己编哦，如"看下面的小花多漂亮……"

● 隐形画笔游戏

游戏目的

放松眼睛，重新建立眼球扫视习惯。

游戏方法

1. 让孩子手拿一支铅笔放在鼻尖上，想象铅笔能无限延长，可到对面的桌椅。
2. 用想象延长的铅笔沿妈妈或桌椅边缘画出他们的轮廓，画时除了移动眼睛外，还要移动头部。

小贴士

对于大些的孩子，隐形画笔游戏可辅助改善假性近视、近视、远视等。

每次画一幅就行，也不一定是完整的画，也不需要细节，只要大概轮廓即可。

● 远近移动游戏

游戏目的

放松眼肌，锻炼孩子眼睛的协调能力（眼睛的工作原理和照相机相似，照相机从拍远景到拍近景时，镜头需要变焦，人眼从看远处到看近处，也需要一个调节过程，就相当于变焦，正常眼睛的调节非常迅速，但近视眼或远视眼的调节就相对迟缓，所以需要锻炼孩子眼睛的调节功能），帮助近视眼慢慢把清晰的近景带到远处，帮助远视眼看清近物。

游戏方法

1. 让孩子手中握着玩具作为近物，再在1米外找个目标（如家中的柜子、电视机、壁画等）作为远物。
2. 在远物和近物之间想象有一根线连着，孩子先用鼻子尖上隐形画笔画出手中近物轮廓，再沿着想象的线到远物，同样画出远物的轮廓，再沿线回到近物，反复10次以上。

小贴士

1. 做游戏时，不仅眼睛来回移动，头也跟着旋转和摆动。

2. 这个游戏是辅助调理近视和远视的好方法。

3. 还可以做远近交替运动，先看远处的景物再看近处的景物，反复多次，有助于锻炼孩子眼睛的远近调焦能力。

阳光浴眼游戏

俗话说，万物生长靠太阳，足见太阳对我们生活的重要性。而眼睛是适应太阳的特性进化的光觉器官，所以，眼睛只有在光线的刺激下，才能发挥眼睛看东西的作用。让孩子适当接受阳光的照射，不但可以补充每日所需的紫外线，还能放松眼部肌肉，激活视神经细胞，提高孩子的视力。

对于阳光里的紫外线，我们既不能一味的畏惧它，也不能毫无防备地全部接受它，尤其对于孩子，接受阳光的照射要合理。而阳光浴眼游戏就是让孩子在短时间内合理接受阳光照射的游戏。这种游戏的照射是尽可能让孩子身体大面积的身体皮肤接受照射，且照射时间以早上 10 点以前、下午 5 点以后为宜，每次不超过 10 分钟。如果是炎炎夏季，可以在阴凉处利用太阳的散射光做阳光浴眼游戏。

平时孩子外出玩耍时，如果身体要长时间暴露在太阳下，应给孩子戴上太阳帽或太阳镜、穿好衣服遮盖皮肤，以免太阳光灼伤孩子眼睛及身体。

阳光浴眼游戏包括晒太阳游戏、太阳杯游戏、画太阳花游戏等。

● 晒太阳游戏

游戏目的

放松眼部肌肉，激活视神经细胞。

游戏方法

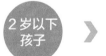
孩子面对太阳，舒服地躺下或坐着，脱掉长衣裤或卷起衣袖、裤管，晒太阳 10 分钟，每天 1~2 次。

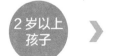
孩子面对太阳，舒服地坐着或站着，晒太阳 10 分钟，每天 1~2 次。

⚫ 太阳杯游戏

游戏目的

提高孩子的兴奋性，因为孩子身心的快乐，会成为提高视力的能量源泉。

游戏方法

孩子手掌握成杯状并朝向太阳 2 分钟，当手心感受到阳光的温度和热度时，把太阳杯里的阳光倒进眼睛里，顺势用手遮盖眼睛，尽情享受温暖的阳光。

⚫ 画太阳花游戏

游戏目的

让孩子感受温暖阳光，放松眼部肌肉，激活视觉神经细胞，提高视力。

游戏方法

1. 让孩子闭上眼睛，面向太阳，把太阳想象是一个巨大的太阳花。
2. 用鼻尖上的隐形画笔画出太阳花的圆盘，然后转动头部，画出太阳花的花瓣、花蕊，然后想象着涂上自己喜欢的颜色，让孩子感受其中的快乐。画画时间应控制在 10 分钟以内。

⚫ 阳光色彩转换游戏

游戏目的

感受光线的变化，增强视觉神经细胞的发育。

游戏方法

孩子面向太阳，站或坐，享受阳光 1 分钟，再用双手遮盖眼睛，观察 1 次阳光转换：眼前出现的阳光颜色逐渐变暗，从橙色到红色再到绛红色，最后变成深黑色，可重复 3 次。

小贴士

人眼睛盯着一件明亮的东西，如发光的灯管，看上 1 分钟，再闭上眼睛，眼前会出现变暗的发光灯管形象，这就是视觉后像现象，而阳光色彩转换游戏就是根据这个原理设计的。

孩子玩阳光色彩转换游戏时，父母也可以一起玩，与孩子一起感受阳光颜色的变化，提高孩子玩耍的兴趣。

色彩游戏

自然界中很多动物不能感知五彩的颜色，如老虎的眼中，只有黑色、白色、灰色；猿类仅能认识蓝色、黄色。人类的视细胞可以识别不同的颜色，能感知五彩的世界。

在人类视觉器官的发育过程中，相对光觉、行觉而言，色觉的发育是最晚的。

年龄	色觉发育
初生的孩子	只有明暗度感觉
3个月左右的孩子	开始被黄色和红色吸引，也喜欢这两个颜色的物品
6个月以上的孩子	开始被蓝色和绿色吸引，紫色是孩子感受最晚的颜色

孩子一般都喜欢明亮度高、纯色的玩具，这些颜色可使孩子视网膜细胞的辨色力迅速提高。所以，家长可以通过训练逐渐提高孩子对不同颜色的感受性，促进孩子色觉正常发育起来。

色彩游戏包括蓝色海洋游戏、彩虹游戏、主题色彩游戏、闭眼想象色彩游戏等。

◉ 蓝色海洋游戏

游戏目的

促进孩子蓝色视觉的发育（孩子的色觉形成过程首先是红色、黄色，其次才是蓝色、绿色。而蓝色是公认的能治疗眼睛和提高视力的颜色），放松眼部肌肉，激活视神经细胞。

游戏方法

1. 晚上，妈妈用蓝色的透明彩纸、蓝色的丝巾、蓝色的小玻片等放在台灯管上，营造出一个蓝色的空间。
2. 让孩子闭眼，想象自己是一条小鱼，徜徉于蓝色的海洋，周围有蓝色的珊瑚礁、蓝色的海草，前方还有一个蓝色的大宝箱，孩子打开箱子，发现了一颗发出蓝光的蓝宝石，孩子在海洋中欢快地游来游去。

● 彩虹游戏

训练孩子认识不同的颜色，观察孩子的色觉是否正常，如有问题及时就医。

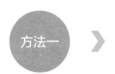

1. 父母用家用的喷雾器向前方的空中喷出很多雾状水珠。
2. 孩子背对太阳，在太阳的照射下，孩子会看到一条七色彩虹（太阳光是由 7 种颜色组成的）出现，感受太阳的七彩颜色。

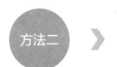

1. 父母用彩色小木棒排在一起，做成一条彩虹桥。
2. 孩子让自己的玩具狗、鸭子等从彩虹桥上走过，感受颜色的变化。

● 主题色彩游戏

辨别颜色，加速视觉的发育。

孩子玩游戏时，父母在旁边陪伴，会让孩子更能安心感受颜色的变化。

1. 询问孩子喜欢的颜色，比如红色、黄色、紫色等。
2. 如果孩子喜欢黄色，让孩子闭上眼睛，将自己的鼻子想象成黄色的隐形画笔，用这支画笔将家中的所有物品涂成黄色：黄色的书桌、黄色的椅子、黄色的沙发、黄色的茶几、黄色的衣柜……黄色的墙壁，再将那些可爱的玩具涂成黄色，一一活了起来，都出来和自己玩耍。
3. 第二天可以让孩子想象红色的游戏，比如看了一本红色的书，闭上眼睛，将书中的情景和人物一一画出红色。

● 闭眼想象色彩游戏

游戏目的

让眼睛休息，直接运用大脑指令去刺激视椎细胞（视椎细胞主管明光下的视力和色觉，能够分辨各种颜色的波长，让孩子认识多彩的世界），刺激神经细胞间传递的灵敏性，进而提高视细胞的辨色力。

游戏方法

1. 让孩子闭上眼睛，一边放音乐，一边提示孩子想象一篇童话故事。
2. 等孩子想象结束，让孩子把想象的画面和颜色说出来。

大脑游戏

每个人都有一个神奇的大脑，大约由 1000 亿个活动神经细胞和 9000 亿个其他细胞组成，如果这些细胞都发挥作用，那么你的潜能将是无限的。大脑分为左半脑和右半脑，其分工不同。

大脑	分工
左半脑	计算数学能力；谈话和思考能力；学习新技术能力；短时记忆（如10秒记住一个电话号码）；注重细节的把握；努力观察事物；看近处物体；保持警惕性；移动身体的右侧；收缩和拉近肌肉
右半脑	音乐演奏、画画、文学创作能力；想象且使之形象化的能力；掌握机械的能力，如骑车；长期记忆能力；整体把握事物能力；宏观观察事物；看远处物体；保持平静的情绪；移动身体的左侧；拉长和松弛肌肉

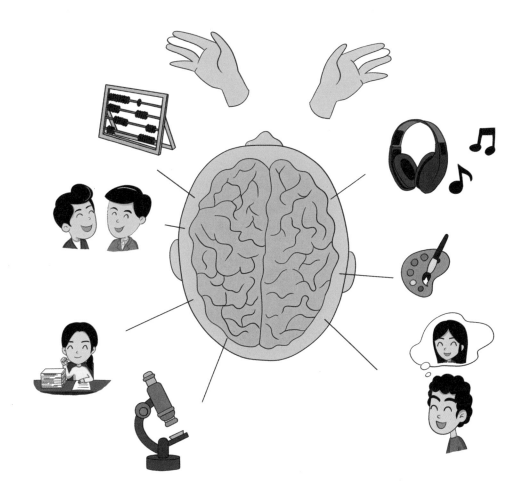

由上可知，视力的好坏和大脑也是密不可分的。因为眼睛采集到光后，会穿过眼角膜、晶状体等，刺激视网膜的神经细胞，神经细胞把光信号转为电信号，通过神经通路传到大脑视觉中心，经大脑的融合、识别、记忆、分析、判断，形成与所见外界物体一致的图像，视觉就在大脑里产生了，再由大脑将信号传回来，眼睛就"看见"了。如果大脑指令不能传到眼睛或传达延迟，就会导致视力下降，或者能正确传入大脑，但大脑视中心有问题，难以融合、识别传入的图像，就无法给眼睛正确的信号，那么眼睛还是看不见的。因此，当视力发生改变时，脑功能可能也产生了变化。

所以，我们可以通过一些大脑游戏来促进孩子左右脑的平衡发育，这也是促进智力、改善视力的好方法。

大脑游戏包括锻炼左右脑记忆游戏、大脑融合游戏、交叉运动游戏等。

锻炼左右脑记忆游戏

游戏目的

锻炼孩子的记忆能力，改善孩子的视力。

游戏方法

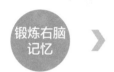 和孩子一起躺在床上，闭上眼睛，和孩子一起回忆以前的美好时光，妈妈可以提醒孩子"还记得5岁去北京植物园的事情吗？""还记得去年暑假去哪里了吗？"……让孩子在放松中打开记忆之门，这样可以锻炼孩子右脑的长期记忆能力。

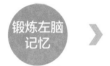 把各种大小、形状不同的玩具，放进不透明的纸盒里，让孩子用手去摸，然后让孩子叙述每件玩具的形状及他们的不同，这样可以锻炼孩子左脑注重细节的短时记忆能力。

大脑融合游戏

游戏目的

将左脑的某些功能和右脑的某些功能结合起来，促进左右脑的融合。

游戏方法

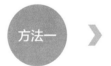 孩子画画时，妈妈可以让孩子给画起名，因为画画可以锻炼孩子右脑形象思维的想象能力，起名能锻炼左脑抽象思维的思考能力。

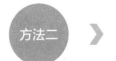 带孩子玩时，可以用树叶在地上摆出一个巨大的花朵，然后用小树叶把花朵缩小一些，再用小草把花朵再缩小一些，最后用花种子把图形尽可能缩小。右脑对整体把握好，能观察远处物体，左脑对具体细节掌握好，能观察近处景物。

交叉运动游戏

游戏目的

激活大脑神经系统的发育，刺激左右脑的平衡。

游戏方法

8个月以下 ➤ 在父母的辅助下，可以让孩子小手触摸对侧的膝盖。

8个月~3岁 ➤ 此时孩子已经能爬行，父母可以用新鲜的玩具在前面引逗孩子，让其练习左手右脚、右手左脚交替爬行活动。

3岁以上 ➤ 孩子站立，提右膝，以左手掌拍右膝盖，再提左膝，以右手掌拍左膝盖，交替多做几次。

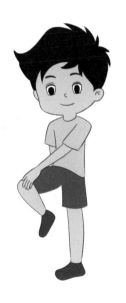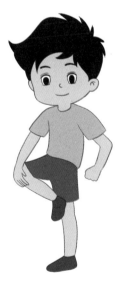

小贴士

孩子做交叉运动游戏时，家长不要离开，以免发生意外。

想象游戏

想象给心灵插上翅膀，想象放飞思维，所以通过想象游戏，可以让孩子放松身心，提高孩子的创造力、交际能力和视觉灵敏度。这里说的放松，不是指躺下睡觉，而是右脑的启动，是一种充满活力的松弛和接纳状态。当大脑不受规矩约束时，会处于放松的状态，孩子越放松越有活力，当然，眼睛放松后，也会变得明亮起来。

想象游戏包括亲子交流游戏、掌心捂眼游戏、睡前讲故事等。

亲子交流游戏

游戏目的

开启孩子的智力，提高孩子的视力，增进亲子感情。

游戏方法

家长可以多抽点时间与孩子一起做做家务、谈谈心、去郊外踏踏青、玩玩想象游戏等，尽量避免孩子看电视、玩手机、玩电脑等。

小贴士

看电视、玩电脑等会让孩子的眼睛长时间固定在一定距离、一个点上，且身体也不动，这不仅影响孩子的视力，还会扼杀孩子的想象力（婴幼儿时期是孩子想象力最丰富、最活跃的时期）。

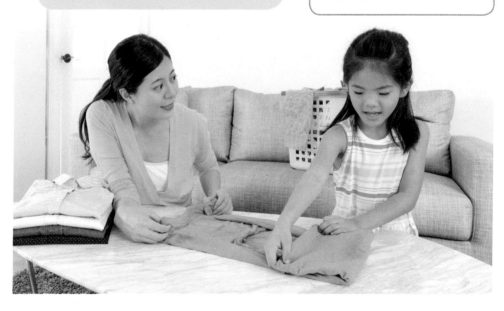

这样做 孩子长得高 视力好

◉ 掌心捂眼游戏

游戏目的

让视网膜细胞休息（当双眼处于黑暗中时，身心才完全放松，且外界光源的刺激也被隔绝，视网膜会得到完全的休息）。

游戏方法

1. 让孩子坐下来，捂住双眼，播放一些轻柔的音乐。
2. 让孩子选择自己喜欢的图书，家长念书给孩子听，让他跟随书中的内容，发挥想象力。

◉ 睡前讲故事

游戏目的

抚慰孩子的心灵，提高孩子的想象力，让孩子带着美好的想象进入梦乡。

游戏方法

1. 讲故事前，让孩子闭上眼，手臂自然放在身体两侧。
2. 家长语言引导孩子：你的腿越来越长了，你的手臂也变长了，你的手轻轻落在紧闭的双眼上，所有的光线都被挡住了，你躺在舒服的床上，好，开始讲故事……

小贴士

家长再忙，每天都要抽出半小时陪伴孩子，这是你与他能够宁静相处的宝贵时间。

情绪游戏

一些戴高度眼镜或视力不好的孩子，常因为被人叫成"小眼镜"而自卑，也会因为怕镜片碎了而不参加体育运动，往往形成孤僻、沉闷的性格。他们该有的童年快乐，往往被痛苦、愤怒、悲伤、自卑等情绪所代替，时间久了，易导致沟通障碍。

而情绪游戏可以帮助孩子释放不愉快的情绪，用愉快的情绪融合不好的情绪，让好情绪带来好视力。通常，如果觉得自己不被认可、被否定的话，就会拼命往下压，现在可以用游戏的方法把他挖出来，找到对应的感受体会，将美丑、成功与恐惧、爱恨等进行融合。若能让孩子从小学会这个方法，长大后能自己调整情绪上的挫折，让自己眼明心亮。

情绪游戏包括表演游戏、深呼吸游戏、气球融合游戏等。

● 表演游戏

游戏目的

训练孩子丰富脸上的表情，学会用眼神与人交流，增加眼睛的魅力，带来诸多快乐。

游戏方法

每天和孩子一起用表情、眼神、动作、语言表演"悲伤的小兔""愤怒的小鸟""快乐的天使"等，让孩子感受眼神的变化。也可以用夸张的眼神和表情给孩子讲故事，孩子可以参与表演哦！

小贴士

做这个游戏时，家长一定要注意孩子的互动。

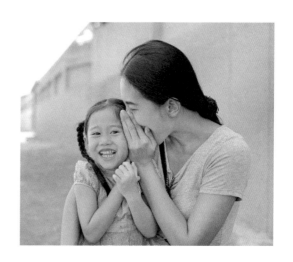

● 深呼吸游戏

给大脑和眼睛更多的氧气，放松孩子的心情，减轻压力，让视力更清晰。

游戏方法

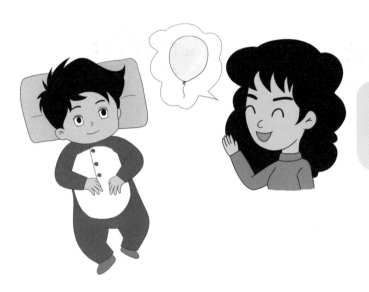

1. 让孩子仰卧床上，双手放在腹部，告诉孩子腹部有一个气球。

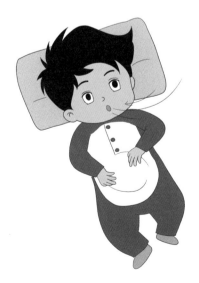

2. 让孩子大口吸气，气球变大，肚子鼓起来；孩子呼气，气球变小，肚子变平，可持续做3~5次。

小贴士

家长可以和孩子一起做，可以随时指导孩子。

气球融合游戏

找出不愉快的原因，用正面的情绪去融合它、转化它，让孩子从否定的情感里解放出来。

游戏方法

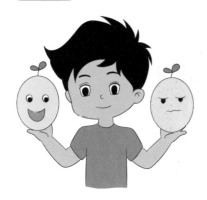

1. 让孩子伸开双臂，手心向上，想象两手各托着一个气球。

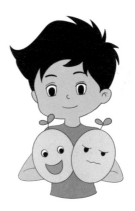

2. 孩子害怕洗澡，洗澡的对面是什么？是"勇敢面对，一定可以的"。
3. 让孩子把答案放在另一个气球，想象把勇敢的气球越吹越大，且大声向大家宣布。

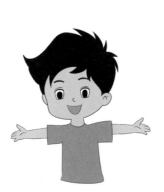

4. 让孩子拿出热情来将左右手的球向中间挤压，想象听到"砰！"的一声，两个气球融合了，害怕和勇敢两种对立的情绪也融合了，此时内心应该是轻松无比的。

小贴士

先了解孩子有什么恐惧，有哪些是他觉得被大人否定的感受，再找出与这些负面情绪相对应的正面情绪。比如，"没人喜欢我"对应的是"大家都喜欢我"；"害怕，太胆小"对应的是"不用怕，勇敢！"

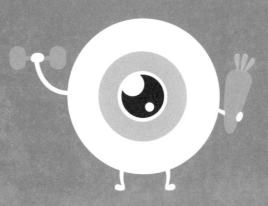

第 7 章

让孩子远离
眼疾困扰

人的视力始终处于变化中

在人的一生中，视力不是一成不变的。除了先天视力不良外，随着年龄的增长，正常人的视力是不断变化的，其中有两个时期变化较大。

从出生到 16 岁

刚出生的孩子并不能看清楚外界的事物，所以他们都是远视眼。随着身体和眼球的同步发育，孩子的视力会发生巨大的变化，主要有三种情况。

大部分孩子眼轴逐渐变长，远视度数下降，在 6 岁左右视力可达到 1.0，变成正视眼，这也是 6~7 岁开始上小学的心理年龄依据。

少部分孩子远视度数不能降低，会成为真正的远视眼。

还有部分孩子上学后，视力有正视眼向近视眼发展，最终成为近视眼。

45 岁左右

这个年龄段的人，眼睛开始老花，远视读书开始增加，看近处事物逐渐不清楚，需要借助老花镜的帮助才能看清楚。

此外，人的一生中，还会因各种眼病和眼伤等导致视力急剧下降或失明的可能。所以，要想拥有一双明亮的大眼睛，保护自己的眼睛，需要一生的努力。

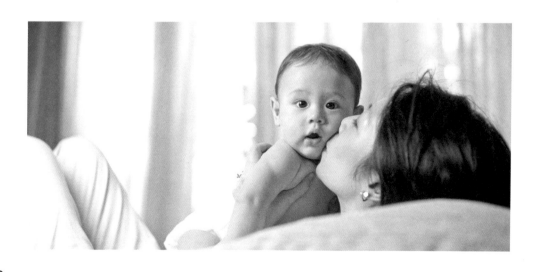

当孩子视力出现这些症状时要提高警惕了

如果孩子出现以下症状，家长应提高警惕，及时带孩子就医检查治疗。

1 ❯ 孩子对周围事物表情淡漠，一些玩具声音或家人说话声都不能引起孩子的兴奋。

2 ❯ 孩子遇到光照不转向明亮处；孩子常用小手挤压眼睛。

3 ❯ 当家长挡住孩子一只眼睛时，孩子既不哭闹，也不用手撕扯遮挡物，这说明孩子这只眼睛可能视力差；如果挡住孩子一只眼睛，孩子不但哭闹，还用手撕扯遮挡物，则说明孩子视力好。

4 ❯ 刚学会走路的孩子，跌跌撞撞中总躲不开眼前的障碍物或者孩子动作缓慢、活动范围较小、经常摔跤等可能视力较差。

5 ❯ 孩子看见灯光、阳光时，总爱闭上一只眼睛，此时应警惕是否是间歇性外斜视，因为孩子可能看到 2 个光源，所以看到太阳或灯光时会闭一只眼睛。

6 ❯ 孩子的眼睛有节律地摇晃或似钟摆一样摇摆，明显的眼神不对劲，视力可能有问题。

7 ❯ 孩子看东西时经常偏头外脸，看电视也是眯着眼睛，应该及时就医看眼科。

8 ❯ 孩子的双眼不能同时注视一个目标，总是找不到目标点。

9 ❯ 孩子记忆力、阅读理解能力差，经常颠倒数字和字母，写字歪歪斜斜等，都可能是视力出了问题。

哪些因素可能影响孩子的视觉发育

要想给孩子最好的视力，就要知道哪些因素可能影响孩子的视觉发育。

1 ➤ ### 孩子眼睛先天发育障碍
由于遗传因素，有些孩子患有先天性白内障、倒睫、上睑下垂等，这就阻挡或削弱了进入眼内的光线，也就剥夺了视细胞接受光刺激的机会，这就会影响眼睛的视神经细胞的发育，进而导致视觉发育受阻。

2 ➤ ### 孩子后天眼病的影响
如果孩子因眼外伤或角膜炎等使角膜浑浊、玻璃体浑浊、晶状体浑浊的话，就会影响孩子眼睛的透明度，好像孩子眼前挂个窗帘，阻挡或削弱光线进入。如果治疗不及时，眼睛缺乏光明，就会影响孩子视觉发育，成年后视力很难再提高。

3 ➤ ### 孩子视力不良未能及时、正确治疗
由于遗传因素，孩子出生后就是高度远视眼、近视眼、散光眼等，但没有及时矫正和治疗，使孩子眼睛视物总是模糊状态，这种状态对视细胞的刺激也是不清晰的，自然影响视细胞正常发育而形成弱视。如果孩子弱视不能及时治疗，眼睛产生视力低下将伴随一生。

4 ➤ ### 违背视觉发展规律的"早教"
孩子的视觉在童年是逐渐发育成熟的。为了"不让孩子输在起跑线上"，很多家长过早让孩子认字、学数学、学英语等。6岁前孩子视觉发育未成熟，眼球可塑性大，看书写字很吃力，学习时眼肌会加重对眼球的压迫，眼轴被拉长，就会形成近视。

5 ➤ ### 孩子用眼负担过重
在强大的升学压力下，孩子往往长时间近距离的看书，这也是导致孩子近视的主要原因。

6 ➤ ### 心理压力大
如果孩子处于焦虑、恐惧、被训斥、被责骂等心理压力下，视中枢会传递给全身器官紧张的指令，当然眼肌也会持续紧张，可能会形成近视或远视。

视觉不好对孩子影响特别大

● 影响孩子的学习

孩子视力不好，读写会有困难，上学以后随着学习负担加重，眼睛就会非常吃力。他们或者看见字是变形扭曲的，或者看不清楚黑板上的小字，学习时间稍微长点就会心烦意乱，注意力不集中，还会感到头晕眼胀、疲劳等。孩子有这样的精神状态和视力情况，就会厌烦学习，时间长了就会影响学习成绩。如果家长忽视孩子的视力，也不给孩子减轻学习负担，只是要求孩子不断提高成绩，往往适得其反，孩子眼睛度数不断增加，学习成绩不断下降。

● 影响孩子的性格

生活中，我们经常会看到一些小孩子戴眼睛，他们性格过于文静、沉默，缺乏这个年龄应有的活泼。一些先天性高度远视散光和近视散光的孩子，如果配眼镜太迟，即使戴上眼镜，视力也难以恢复，所以应及时给这样孩子配眼镜。这些孩子看世界是一片朦胧，所以他们不喜欢出门玩、不喜欢体育活动，也不爱说话，性格比较内向、孤僻，个子相比于同龄孩子，通常会低一些。所以，视力低下也会影响孩子性格的发育。

● 限制孩子人生发展

孩子视力低下，会严重影响将来的就业。

1 ➤ 有色盲的人不能从事司机、化验、航海等职业。

2 ➤ 高度近视的人有玻璃体浑浊、视网膜脱落的可能，所以不适合从事过度用眼和重体力的工作，如游戏开发、搬运工等。

所以，孩子视力低下，无形中缩小了他们长大后的就业面，也就失去了一些工作机会，影响他们更好的发展。

哪些孩子是近视高发人群

近视在孩子中间越来越多，如果我们知道近视高发人群，并提前预防，可以减少近视的发生。以下孩子是近视高发人群。

● 8~15岁的孩子

此阶段存在诸多产生近视眼的因素。

孩子的眼球正处于生长发育期，调节能力较强，眼球壁的伸展性较大。而阅读、写作等近距离学习，不仅需要发挥眼调节作用，而且双眼要内聚，自然眼外肌会对眼球增加压力，时间久了，眼轴就可能变长。而眼轴每长1毫米，近视度则增加300度，这种近视多为单纯性近视，一般读数不超过600度，读数增长也有快有慢。

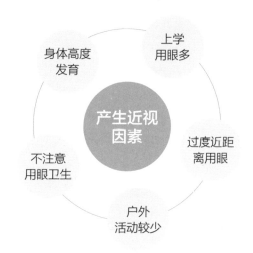

● 营养不良的孩子

现在的孩子多是营养过剩，但孩子饮食多不均衡，易导致孩子营养不良。而孩子营养不良会导致体质下降，眼球壁相对薄弱，在眼肌压迫下，眼球壁会容易扩张，导致眼轴伸长，就容易导致孩子近视。此外，爱吃甜食的孩子近视的发病率也相对较高。

● 双胞胎及早产儿

双胞胎的孩子在妈妈子宫内容易出现营养不足，比如维生素、蛋白质等不足等，都可营养眼球发育，导致巩膜脆弱易扩张。所以双胞胎孩子容易发生近视，父母应更加关注孩子的营养和用眼卫生。

童年是改善视觉的最佳时期

人的一生中，眼睛有两个变化时期，第一个时期是 16 岁以前的眼球和视觉发育成熟期，第二个时期是 45 岁以后的老花时期。而第一个时期是对视觉影像最重要的。

新生儿的眼轴只有 17 毫米，而成人眼轴为 24 毫米。按规律，眼轴和远近视有密切关系。眼轴每短 1 毫米就增加 300 度远视；眼轴每长 1 毫米就增加 300 度近视。这样说起来，婴儿可能是高度的远视，但婴儿的角膜弯曲度和晶状体的凸度较成人大，可抵消部分的远视度数，所以婴儿的远视在 200～300 度，属于生理性远视。随着孩子的发育，眼球也会逐渐增大，自然眼轴也会被拉长，晶状体会逐渐变扁，角膜逐渐变平，自然，远视度数也会逐渐降低。

孩子 6～7 岁时，婴儿期 300 度左右的远视基本消失，视力可达 1.0，变成正视眼，但随着孩子发育的差别，孩子的视力也会出现分野。

1 ▶ 部分孩子成了正视眼。

2 ▶ 部分孩子眼轴发育过快，与晶状体、角膜变化不协调成了近视眼。

3 ▶ 部分孩子因眼轴发育过慢或晶状体变扁、角膜变平过多，婴儿期生理性远视不能全部消失而成了远视眼。

童年时期，孩子除了视力逐渐发育外，眼睛的融合功能、双眼协调运动功能、立体功能等也逐渐成熟，为以后眼睛承担各种视功能打基础。

儿童期间的先天和后天因素都可能影响视觉功能发育，导致视觉低下、弱视或失明。而视觉低下能及早发现、及早治疗，是可能部分或全部挽回视力的，否则视力下降将影响孩子的一生。所以，童年是改善视觉的最佳时期。

不要把视觉遗憾留在童年

　　眼睛是认识世界的窗口，拥有一双明亮的眼睛，会使生活更加丰富多彩，也有利于把生命和事业推向一个新高度。爱护孩子的眼睛，要从童年开始，因为童年是改善视觉的最佳时期。家长在关注孩子早教和营养时，应多关注孩子的眼睛。

　　电视、平板电脑、手机等充斥我们的生活，除了给我们带来了巨大的便利外，还对孩子的视力造成了不良的影响。对于孩子来说，电视、平板电脑、手机等不接触也不太现实，这就需要家长的引导，让不同年龄段的孩子适当地看电视、平板电脑、手机等。

● 2 岁以下的孩子

时间	孩子可以尝试接触电视、平板电脑、手机等，但一天不要超过 30 分钟，越少越好。因为此时，孩子更需要面对面交流，亲自探索世界
内容	对于此时的孩子来说，电视、平板电脑、手机等内容新奇又模糊不清，只要是鲜艳、平和、活泼、幽默都可以，而且孩子看时还会跟着唱呀跳呀，模仿或是拍手，所以，内容并不是特别重要
温馨提醒	1. 孩子看电视、平板电脑、手机等时待在孩子身边，随时回答孩子的提问，且做出反应 2. 按照你的愿望来形成孩子的习惯

● 2~4 岁的孩子

时间	此时孩子看得越多越想看，保证看电视、平板电脑、手机等时间比例最少，一天不超过 1 小时，就是尽可能少
内容	对于此时的孩子来说，应该看些有正面意义的内容，尽量避免看暴力内容、带有偏见、不好语言、恐惧内容、商业广告等内容
温馨提醒	1. 与孩子一起看，可评价电视、平板电脑、手机等内容，对孩子进行正面教育，遇到不适合孩子看的内容立刻终止 2. 可提出家长的建议后，让孩子自己选择看多久或看什么，时间快到时，提醒孩子下面该做的事情

◎ 5~8岁的孩子

时间	此时孩子希望看电视、平板电脑、手机等时间越长越好，千万不能任由其随心所欲，应控制在1~2小时
内容	对于此时的孩子来说，应该看些有教育意义的内容以及关于生活方面的启示，如独立、克服困难、责任心等，避免暴力和商业广告等
温馨提醒	1. 和孩子一起看电视、平板电脑、手机等收获会更多。看广告时，可以给孩子解释，广告是让你购买各种东西的 2. 电子产品不是孩子打发时间的唯一选择，合适的拼接玩具、艺术类项目、书籍等都是很好的选择

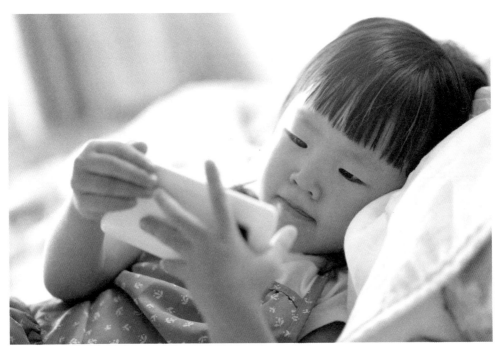

电子产品充斥孩子的生活，但家长为了孩子的视力健康和身心健康，应做好眼睛保护

关注孩子的视觉情况

新生儿是缺乏注视力的，但随着黄斑区的发育，中心视力会逐渐建立。4 个月的孩子会有周边视力，6 个月左右孩子的眼底逐渐接近成人的眼底形态。所以，家长可以通过孩子的表现、表情和动作进行观察，来判断不同月龄的孩子视觉发育情况，发现问题及时治疗，以免影响孩子一生的健康。

🔵 初生儿

初生儿接受强光时会闭眼，瞳孔会有对光发射，即光线从暗到明时，瞳孔可由大变小，反之瞳孔会由小变大。具体测试方法如下。

① ▷ 准备笔试小手电，一手抱孩子，一手拿手电。

② ▷ 先观察孩子瞳孔的大小，再按亮手电，从孩子一眼侧方快速移到眼前上方 1 秒，可看见孩子瞳孔迅速缩小，再快速把手电移开，可见瞳孔马上扩大。

此方法可以确定是否有全盲。注意不要用太强的光，也不要长时间照射孩子的眼睛。

🔵 出生后的前 1 个星期的孩子

此时孩子还没有建立良好的视功能，所以视网膜也得不到清晰的图像，且两只眼睛只是无目的地随意运动，还不会随着大人的手移动。大部分孩子的两眼球运动都是不协调的，还会表现出一时两眼运动不对称或斜视，但这种不对称一般在 2 周后会消失。

🔵 半个月~2 个月的孩子

当物体很快接近眼前时，孩子可做出眨眼反应，也就是孩子眼睛有了一个保护功能。5~6 周后的孩子两眼具有注视物体的能力，且能随着大人手指移动而移动，可维持几秒钟。

3~4 个月的孩子

孩子会用手触摸物体，眼睛会跟着活动的玩具移动，会朝大人方向看。

5 个月的孩子

孩子可以辨别物体的形状和颜色，首先喜欢红色玩具，其次喜欢黄色玩具。

6~7 个月的孩子

孩子眼睛左右集合功能已经发育，能抓着玩具左右移动。此时，妈妈可以交替遮盖孩子一只眼睛，观察其是否能抓到放在眼前的玩具。

如果两眼视力发育正常，无论遮盖哪只眼睛，孩子都能抓住玩具。如果两眼发育不平衡，盖住功能较差的眼睛，孩子表现会很平静，而遮盖住较好的眼睛，孩子看不清事物，会表现出烦躁不安、哭闹摇头，且用手抓眼前遮挡物。6~7 个月孩子的视力为 0.05~0.06。

5~9 岁的孩子

此时孩子的深度知觉变得精准且巩固下来。

小贴士

　　遇到孩子遇到以下情况应及时就医：

　　（1）孩子瞳孔区发白。

　　（2）孩子眼角膜发雾。

　　（3）孩子眼睛外观没有什么异常，但眼睛不灵活、发呆，已经 2 个月了，还不能随着妈妈的手移动。

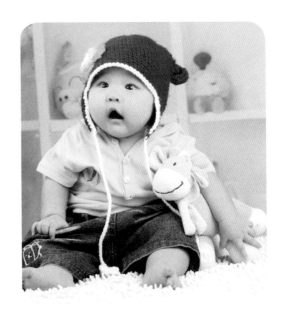

关注 1~6 岁孩子的视觉发育

家长可以通过观察 1~6 岁孩子的眼睛，判断孩子的视觉发育是否正常。

1 岁半的孩子

在家长的引导下，大部分孩子可以辨别目标的细节和方向。此时可以用捡豆法来观察孩子眼睛的视力情况。具体方法如下。

1 > 在半径 10 厘米的范围内，摆放大小不等的豆子，分别遮挡孩子一只眼睛，然后让孩子把所有豆子捡到不同盘子里，观察两个盘子豆子大小是否一样。

2 > 如果两个盘子里豆子大小一样，说明孩子两眼视力均衡。

3 > 如果两个盘子里豆子大小不一样，但小的较多，所用眼睛的视力正常。

4 > 如果两个盘子里豆子大小不一样，豆子以大的居多，小的很少或没有，所用眼睛的视力可能不正常。1~1.5 岁孩子的远视力可达 0.2~0.3。

2 岁的孩子

孩子对天上的飞鸟及电视非常感兴趣，走路时能自觉避开障碍物，远视力可达 0.4~0.5。

3 岁的孩子

孩子能辨认细小的物体，远视力可达 0.5~0.6。

4 岁的孩子

孩子有双眼单视功能，即单用右眼视物时可以看到物体，单用左眼视物时也可以看到物体，双眼同时视物时看到的还是一个物体，远视力可达 0.6~0.8。

5~6 岁的孩子

孩子视力可达 0.8~1.0。

除了注意孩子眼睛有无异常外，还要观察孩子两眼是否有斜视，眼球在正中还是偏向一侧，两眼的视线是否同步等，及早发现异常，及早治疗。

帮助孩子度过近视易感期

对于 3~6 岁的孩子，一般有 200~300 度的生理性远视屈光度数。到了 6~15 岁时，随着眼球的发育，眼轴可增加 1 毫米，也就有了产生 300 度近视屈光度，正好可抵消生理性远视度数，让眼睛变为正视。

时间	视力分期	原因
6~7 岁的孩子	左半脑	长时间近距离用眼
小升初的孩子	近视易感期 （即高发期，也是眼睛屈光不正的形成期）	学业加重、用眼疲劳
13~15 岁的孩子	高度近视期	

由上可知，减少孩子近视要从源头上解决，才能帮助孩子顺利度过近视高发期，减少孩子发生近视的概率。具体的原则如下。

1 ＞ 为孩子创造良好的视觉环境。

2 ＞ 培养孩子良好的用眼卫生，看书姿势要正确，时间不宜过久。

3 ＞ 减轻孩子的学习压力和心理压力。

4 ＞ 定期带孩子进行视力检查，提前预防近视。

5 ＞ 对于 12 岁以上的孩子来说，近视屈光度发展较快时可佩戴角膜塑形镜，减缓近视度数增加，以免形成高度近视，顺利度过近视的高发期。

莫让幼儿发生弱视

优生优育，避免孩子先天性弱视

1 > 两个家族都有弱视病史的男女避免结婚，有严重基因缺陷的人孕前应做遗传风险评估。

2 > 妊娠期间，孕妇应预防风疹等传染病，避免发生先天性角膜炎、先天性白内障等。如果孕妇感染了严重的风疹等传染病，应立刻终止妊娠。

3 > 孕早期（怀孕前 3 个月）是胎儿器官的高度分化时期，应注意对胎儿眼睛的保护：①孕妇应保证营养均衡，多吃富含维生素 B_1 的食物，如糙米、豆类、花生、全麦面包、新鲜蔬菜、鸡蛋等，减少胎儿因维生素 B_1 缺乏产生视神经炎、神经萎缩等导致的弱视。②孕妇要远离导致视神经损害的有害物，如烟、酒、铅等。

重视孩子的视力发育，避免孩子产生弱视

5 岁前是孩子弱视的敏感易发期。10 岁前是孩子视力发育的关键期。孩子弱视多是孩子的视觉形成受到各种因素的干扰和破坏。所以，关注孩子的视力发育，是预防孩子弱视的关键。

对于 3 岁以下的孩子，幼儿园老师和父母要对孩子视觉状况进行细心、长久的关注，有助于第一时间发现问题，且及时就医，有效地降低弱视的发病率。

关注孩子视力变化，避免产生失用性弱视

家长应每半年给孩子检查一次视力。以下两种情况应及时配镜。

高度远视伴有散光的孩子

当孩子看近处或远处食物都不清楚时，应及时配镜。如果配镜太迟，孩子视功能得不到锻炼，容易产生失用性弱视。

两眼屈光度数相差太大

孩子两眼屈光度数相差 300 度以上的近视或近视散光时，应及时配镜。如果配镜不及时，视力较差的眼睛会被压抑，从而失去使用的机会而产生失用性弱视。

预防低视力、儿童盲

● 什么是低视力和儿童盲

低视力是指视力下降明显，即使戴眼镜后的矫正视力也在 0.3 以下，且看周围的范围（即视野）也缩小成"管状视野"。也就是孩子像通过一个管口在看世界，只有巴掌大一片天，自然行动起来十分不方便。这种孩子视力低下、视野狭小，采用验光配镜、药物或手术治疗，都难以提高其视力。

儿童期的孩子视力低于 0.05 时，叫儿童盲。

低视力和儿童盲统称为视力残疾，多为先天遗传为主，后天产生为辅。

以下几类人容易出现低视力和儿童盲

某些遗传性疾病

视神经发育不良、视神经萎缩、先天性白内障、先天性小眼球、先天性小角膜、视网膜色素变性、白化病、虹膜缺损、眼球震颤等遗传性疾病，其后代可能患上低视力和儿童盲。

某些后天性疾病

在儿童视觉发育期，孩子患上视网膜病变、角膜病、视神经疾病、青光眼、眼外伤等都可能造成视力低下，若延误诊断或治疗不当，会损伤视功能发育导致视力低下或儿童盲。

孩子视力矫正不及时

有些孩子患有高度散光、高度近视、高度弱视等，矫正治疗不及时，也可能导致低视力和儿童盲。

营养不良

有些孩子营养不均衡或缺乏某些营养而诱发的眼病，如角膜软化症、重症沙眼、维生素 A 缺乏等都可能诱发低视力和儿童盲。

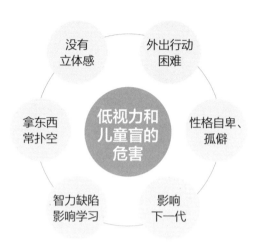

没有立体感

外出行动困难

拿东西常扑空

低视力和儿童盲的危害

性格自卑、孤僻

智力缺陷影响学习

影响下一代

🔴 如何预防低视力和儿童盲

低视力和儿童盲可采取以下几方面进行预防。

避免先天性低视力眼病

有低视力遗传危险的人最好绝育；妊娠期避免接触放射线、有害化学物等；孕妇慎重用药；避免风疹感染，若严重风疹感染的孕妇，应终止妊娠；35 岁以上高龄产妇，产前要检查等。

关注孩子的视觉情况

孩子视觉发育的敏感期是 5 岁以前，所以孩子低视力的预防关键是 5 岁前。孩子出生、1 岁、2 岁、3 岁和 5 岁应及时带孩子进行眼睛检查，做到尽早发现，尽早治疗和训练，对预防和治疗孩子低视力和儿童盲非常重要。

保护孩子的眼睛

孩子患有可发展为低视力的眼病时，应及时治疗，且关注孩子视力变化。1~2 岁是视觉发育敏感早期，最容易发生剥夺性弱视。如果孩子 5~6 周时，眼睛还不能跟随大人手指的运动而转移，应及时带孩子检查是否患有先天性白内障、先天性青光眼、先天性睑下垂等疾病，如果孩子患有以上疾病，应及时治疗。

早期发现斜视和弱视

如果发现孩子斜视和弱视，应及时治疗，以保证孩子视功能正常发育。

注意用眼卫生

如果孩子屈光不正应及时配镜，避免加重发展为弱视，进而导致低视力。注意用眼卫生，多用自然疗法缓解眼肌疲劳，阻止度数增大而发展成低视力。

注意营养均衡

家长应注意孩子营养均衡，避免孩子缺乏维生素 A 等，杜绝产生角膜软化症。

避免眼睛外伤

孩子比较好动，家长应提醒孩子生活、运动时注意保护眼睛，以免发生眼睛外伤，一旦发生了眼部外伤，应及时就医。

及时接种疫苗

孩子应及时接种疫苗，如麻疹疫苗、风疹疫苗等。加强麻疹孩子的眼部护理，及时治疗其他眼部并发症。

如何防治儿童眼化学性烧伤

以预防为主

把家里能引起眼化学性烧伤的物品收好，放在孩子够不到的地方。

> 清洁的强酸强碱、硫酸、盐酸、生石灰等
> 84 液、洗衣粉、双氧水、氨水、染发剂、卫生间除臭剂等
> 小苏打、食用碱等
> 装修房子用的涂料、油漆、胶水、甲醛等
> 含有苯胺防腐剂的一些画画颜料和墨水
> 空瓶子及时扔垃圾箱里

外用药收起来

家里的外用膏、外用药水等放在安全地方，且告诉孩子不要随便乱拿药品。

远离干燥剂

曾有新闻报道，一个二年级孩子将干燥剂倒入杯中，引起玻璃杯爆炸，炸伤眼睛。干燥剂有不同的成分，其中生石灰干燥剂中的氧化钙遇到水会产生激烈的化学反应，瞬间释放大量的热量，轻者伤人，重者炸伤眼睛。所以，家长平时应告诉孩子，干燥剂既不能吃也不能玩耍，更不能扔进杯子里。此外，家长给孩子买了零食，若有干燥剂，应及时扔掉。

除了收好以上的东西外，家长平时应教育孩子，要保护好眼睛，千万不要随便把东西放进眼里。

教给孩子基本知识

孩子外出玩耍时，要告诉孩子：

> 不要捡废弃的饮料瓶
> 不要到工地玩耍，尤其是石灰池旁边
> 不要去化工厂玩耍
> 远离沥青铺路的现场，因为沥青的烟雾和灰尘可致角膜炎、结膜炎

不管任何化学物进入眼睛，家长应该做的不是跑医院，而是及时用清洁的水（如自来水、矿泉水、井水、河水等）立刻给孩子冲洗眼睛 15~20 分钟，越早越好，尽快把眼内的化学物浓度降低，减少化学物往眼内渗透的深度。相比酸性物，碱性物的渗透性更快，伤害也更大，冲洗后应及时就医，可减少对眼的伤害。对于一些小孩子来说，清洗不太方便，可以准备一大盆水，让孩子把眼部泡在水中不停地眨眼，频繁换水洗 15~20 分钟。

苯胺水侵入眼睛

含有苯胺的染发水和墨水进入眼睛，数分钟内可使结膜水肿，进而导致角膜和结膜的溃疡和坏死。正确的做法：用大量清水冲洗眼睛，然后用 2% 重碳酸钠眼药水，直到眼内染色消失。

如何防治儿童眼外伤

孩子会走路后眼外伤比较常见，原因很多：

走路不稳跌倒摔伤眼睛	磕碰桌椅伤到眼睛
鞭炮炸伤眼睛	树叶、树棍、笔尖戳伤眼睛
小动物抓伤眼睛	伙伴玩耍抓伤眼睛
带角带尖的玩具碰伤眼睛等	

孩子动作不协调，又不知道深浅，容易发生眼外伤，需要家长教育孩子爱护眼睛，做好预防工作。

● 家中有会走路的孩子特别要注意预防措施

家里的桌子、柜子的边边角角应用泡沫塑料和边角条包起来；家里的剪刀、牙签、各种刀具等锐利工具应放好；家里各种玻璃（如花瓶、油瓶、酒瓶等）等易碎的东西应收起来，放在孩子够不到的地方；家里的笔应放在孩子够不到的地方，以免笔尖扎上孩子等。

● 1~2 岁幼童应专人看护

这个年龄段的孩子会不停地跑、跳等，还有无限的好奇心，喜欢到处摸摸，所以家长应找专人看护，可以在家给孩子开辟游戏区，铺上软垫等。

● 远离烟花爆竹

如果遇到结婚或春节等燃放烟花爆竹时，家长教育孩子不要靠太近，以免炸伤眼睛。尤其不能让孩子自己燃放烟花爆竹。

● 少与宠物打闹

有些孩子喜欢逗弄宠物，家长应教育孩子不要和宠物打闹，以免宠物抓伤孩子的眼睛。

● 异物进入孩子眼睛处理方法要得当

刮风天气如果异物进入孩子的眼睛，教育孩子不要用手搓，以免擦伤角膜或把异物推向深处。

家长把手冲洗干净（找不到自来水，可用矿泉水或湿纸巾擦净），用拇指和食指捏住孩子上眼皮，轻轻上拉，利用眼结膜囊的负压使沾在眼表的异物松动，此时会有大量眼泪流出，把异物冲出来。如果异物是小小的灰尘粒，可以让孩子闭闭眼、眨眨眼，靠外流的眼泪把异物带出来。如果异物还未出来应及时就医。

● 和小朋友玩耍要注意保护眼睛

孩子和小朋友玩耍也容易使眼睛受伤，要教育孩子注意保护眼睛，一旦眼睛受伤，避免用不干净的手、纸、毛巾擦眼睛，应尽快就医。夏天孩子喜欢玩水枪，因为水枪是加压后的，射出的水冲力较大，射到眼睛，也会损伤孩子眼睛。所以，孩子玩水枪时，应提醒孩子不要往小朋友脸上喷水，以免误伤小朋友眼睛。

● 注意餐具对孩子的伤害

家里的筷子、勺子、叉子、刀等餐具应保管好。曾有孩子被筷子插入眼睛，家长情急之下把筷子直接拔出，反而给孩子造成了二次伤害，因为孩子头颅小，插进去的筷子可能触及脑部血管、神经等。合理的做法是家长不要乱动筷子，应赶快就医。

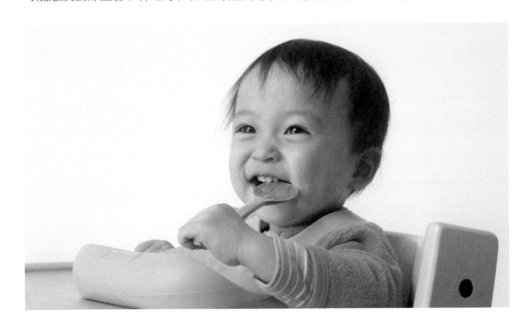

如何防治儿童眼火、热烫伤

　　生活中，孩子经常会受到火、热的伤害，甚至影响孩子的一生，所以预防尤其重要。

1 > 不要留孩子一人在家。平时教育孩子不要玩打火机、酒精、汽油、火等。

2 > 孩子刚学走路时，家里的桌面、茶几最好不放台布，以免孩子抓住台布拉翻桌面的水杯、水壶等从而烫伤。

3 > 热开水、热粥等放温后喂给孩子。此外，热粥、热茶等也不要放在桌边，以免孩子抓翻烫伤。

4 > 不要让孩子去厨房，尤其是做饭时，以免汤锅、油锅、电饭煲等烫伤孩子。

5 > 家里电器的电线要隐藏起来，不要放在过路的地上，孩子一旦被绊倒就可能拉翻电热杯、电饭煲等，容易烫伤孩子。

6 > 冬天孩子洗澡水温调试好，先放凉水再放热水，以防止孩子先进浴盆玩水而被热水烫伤。

7 > 冬天取暖时，要避免孩子皮肤直接接触电加热器、暖气、暖水袋等，以免烫伤孩子。

8 > 带孩子外出就餐时，看好孩子，不要让孩子进餐厅厨房等玩耍，这些地方经常会有大锅或大桶的热水、热油、热汤、热菜等放在桌上、地上，以免烫伤孩子。

9 > 一旦孩子眼部被烫伤，应立即脱离火源和热源，立刻用冷水冲洗或浸泡眼部10分钟来快速降温。如果家里有抗生素眼药水，可以滴两滴，然后马上就医。千万不要涂紫药水。

如何防治电子产品对孩子眼睛的伤害

大人的世界已经离不开手机、电脑等电子产品，同样，孩子的世界也离不开电子产品，那么如何预防电子产品对孩子眼睛的伤害呢？

● 孩子应远离 3D 电影

当我们走进电影院，会被铺天盖地的 3D 电影冲击，甚至很多儿童电影也趋向3D。那么，3D 电影会不会影响孩子的视力发育呢？孩子适不适合看 3D 电影呢？

看 3D 电影要戴 3D 眼镜，而中国很多电影院没有儿童版的 3D 眼镜，就会戴成人3D 眼镜，但孩子头太小，戴大人眼镜往往挂不住，就会用手扶住，时间久了就会很累。另外，公共 3D 眼镜并不是量身定制的，镜片光学中心不适合自己的瞳距，时间久了就会引起视疲劳，对孩子损害更大。3D 电影的画面移动速度快，景深不断变化，12 岁以下正是孩子眼球、眼部肌肉和视觉系统的发育期，很容易导致孩子视疲劳，诱发假性近视。孩子戴着不适合的 3D 眼镜，时间长了，很容易造成视物模糊、流泪、头晕等。

此外，一些未彻底消毒的 3D 眼镜，还可能让孩子传染上红眼病等眼疾。所以，家长尽量少带 10 岁以下的孩子去看 3D 电影，以此来保护孩子的视力。

小贴士

国外也很重视 3D 眼镜对孩子的影响

意大利最高卫生保健委员会发布过一条禁令，禁止 6 岁以下孩子戴 3D 眼镜看电影，因为眼睛尚未发育完全的孩子长时间戴 3D 眼镜，可能造成斜视、弱视及其他视力问题。

第 7 章　让孩子远离眼疾困扰

127

● 孩子应远离手机、电脑

过度使用手机、电脑导致成年人视疲劳现象日益增多，对孩子视力的影响更严重。很多孩子喜欢用大人手机看小说、玩游戏，也非常喜欢在电脑上玩游戏等，其实，不管是看小说还是玩游戏，眼睛和屏幕的距离一般不会超过20厘米。我们都知道，长时间近距离用眼会使睫状肌处于长期紧张状态，导致睫状肌的痉挛和视疲劳。孩子视力迅速下降，除了繁重的学习任务外，无节制地玩手机、看电脑、看电视等导致视觉疲劳也是主要原因。

为了保护孩子的眼睛，家长可以这样做：

① 〉 **减少孩子长时间近距离看物的时间**

2岁以下孩子禁止接触电子屏幕，2~6岁孩子看电视时间每次不超过30分钟，6岁以上的孩子每天接触电子产品时间不超过2小时。

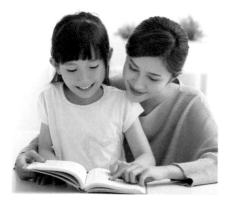

孩子阅读纸质书籍时，要端正坐姿，不要躺着或歪坐在沙发上看，与书本的距离要在30厘米以上

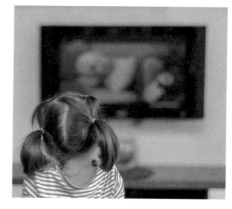

孩子看电视时，要与屏幕保持50厘米以上距离，注意每半个小时，闭眼休息5分钟，且经常眨眨眼

② 〉 **增加户外活动时间，保证每天2小时左右的户外活动**

孩子的眼睛和身体多接触阳光，可减少近视的患病率，还可减缓近视的发展速度。

如何防治眼睛光污染

强光对孩子眼睛伤害巨大，所以预防孩子眼睛光污染非常重要。

1 ➤ 避免孩子长时间待在有强烈光照和旋转光的环境，因为强光可伤害虹膜，阻止视网膜感光细胞功能的发挥，导致视疲劳和视力下降。

2 ➤ 照相机闪光灯对孩子伤害也很大，家长给孩子拍照时尽量选择自然光，别开闪光灯。去照相馆给孩子照相，要问清楚是否用儿童专用灯源，一定要避免闪光灯的伤害。

3 ➤ 晚上开车带孩子外出时，两车交会对方大灯强烈时，要注意保护孩子眼睛不要受强光照射。

4 ➤ 现在有些会闪光会唱歌的玩具，很受孩子喜欢，但这种眩光强烈、频繁闪的话，对孩子眼睛伤害很大，所以家长给孩子买这种玩具时，一定要慎重。

5 ➤ 孩子的书籍纸张不要太白，因为过白且光滑的纸张发射光会使孩子目眩，应该选择那些淡绿或蛋黄的柔和调纸张。阅读时，眼睛不要离书太近，光线不要太暗也不要太强。

6 ➤ 注意激光笔对孩子眼睛的伤害。激光笔能发出一个光点或一条彩色的光带，照射到近或远的目标上，主要用于教学和导游。但有些玩具激光笔很受孩子们喜欢。激光笔可产生一定能量的光束，如果照射到眼睛或皮肤上，会对人体组织造成伤害，所以家长应慎重给孩子购买。

7 ➤ 到了冬天，滑冰或滑雪很受孩子们喜欢，但雪地会反射出强烈的紫外线，时间久了会伤害孩子眼睛角膜，引起角膜上皮脱落。导致眼痛眼红，视物模糊，也就是"雪盲症"。所以带孩子玩雪或滑冰时，一定要戴上防护镜。

如何防治动物传播寄生虫眼

近年来，养宠物日渐成为一种风气，养狗、猫、兔、鸟、乌龟等，但有小孩子的家庭，不建议养宠物，以减少孩子感染寄生虫眼病的概率。

1 ➤ **结膜吸允线虫病**
吸允线虫的虫体很小，主要寄生在狗、猫、兔等宠物的眼内，多通过蝇类传染给人，而孩子最容易感染。成虫寄生在人眼结膜囊内或钻入其他部位，可引起分泌物增多、畏光流泪、视力下降等。

2 ➤ **眼猪囊虫病**
这种病是孩子吃了有囊虫的猪肉后被感染。眼睛除了晶状体外，玻璃体和视网膜的囊虫病最常见，对视力影响最大。预防措施：①到正规超市购买猪肉。②给孩子制作肉食一定煮熟。③蔬菜要洗净炒熟。④不喝生水。⑤饭前要洗手。

3 ➤ **弓形虫脉络膜视网膜炎**
弓形虫广泛存在于狗、猫、猪、兔、鸟等动物和鸟类体内，孩子吃了被污染的水和未煮熟的肉食时，会形成弓形虫脉络膜视网膜炎，导致视力下降。预防措施：①孩子尽量少接触动物。②饭前洗手。③不喝生水。④不吃生菜和未煮熟的肉类。

4 ➤ **眼包虫病**
包虫寄生在狗小肠中，孩子被含包虫的狗粪便污染后得病，眼睛多个部位会出现大包囊，影响眼睛运动和视力。预防措施：①孩子少接触狗。②饭前洗手，避免虫卵从口进入身体。③为了孩子的健康，家里尽量不要养狗。

5 ➤ **阿米巴性角膜炎**
阿米巴原虫寄生在游泳池水、污水、土壤、动物粪便中，当孩子眼睛接触了被阿米巴原虫污染的水、土壤、粪便时，会出现眼痛、视力下降的角膜炎。预防措施：①孩子接触动物后要洗手。②饭前要洗手。③不要用脏手揉眼。④蔬菜要洗净煮熟。

第 **8** 章

选对食材，
高个、好视力的基石

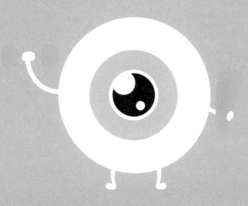

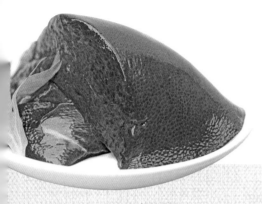

性味归经：性温，味甘、苦；归脾、胃、肝经

可食用年龄：6 个月以上

哪些孩子不宜吃：脾胃功能不健全的孩子不宜多吃

猪肝

保护眼睛，维持正常视力

猪肝中维生素 A 含量丰富，100 克可以食用的猪肝中含维生素 A 4972 毫克，维生素 A 的含量远远超过奶、蛋、肉、鱼等食品，更比脱水后胡萝卜的维生素 A 含量丰富。维生素 A 是参与视杆细胞内视紫红质的合成与再生的物质，可以维持正常的暗视觉，保护眼睛，防止眼睛干涩疲劳，防止出现夜盲症。

补气健脾，促长个

中医认为，猪肝能补气健脾，常用于孩子脾胃虚弱等症，有利于孩子健康成长。西医认为，猪肝含有丰富的蛋白质、维生素类（维生素 A、B 族维生素、维生素 C）以及钙、铁、硒等微量元素，能为孩子健康成长提供良好的基础，所以，食用猪肝有利于孩子身体的健康发育，对孩子长高个有好处。

如何挑选新鲜的猪肝

新鲜的猪肝表面有光泽，颜色紫红均匀，用手触摸时，有弹性，无硬块、水肿、脓肿的情况。

这样搭配更健康

猪肝 + 玉米 ⟶ 健脾胃，强健骨骼

猪肝 + 瘦肉 ⟶ 补肝明目

这样吃，对孩子更健康

1. 猪肝要现切现做，新鲜的猪肝切后放置时间长胆汁会流出，不仅损失营养，而且炒熟后有许多颗粒凝结在猪肝上，影响外观和口感。

2. 猪肝烹调应在急火中炒 5 分钟以上。

3. 给孩子刚添加猪肝时，量尽量少一些，每次 10～20 克为宜，而且每周 1 次即可。

让孩子更爱吃的做法

对于 1 岁以内的宝宝，不能添加调料时，可以在做猪肝泥时加点鸡汤，这样可以让猪肝味道鲜美，引起宝宝的食欲。可以将猪肝切成花形，也能吸引宝宝的注意力，增强宝宝的食欲。

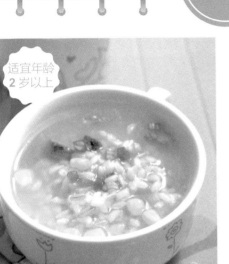

适宜年龄
2 岁以上

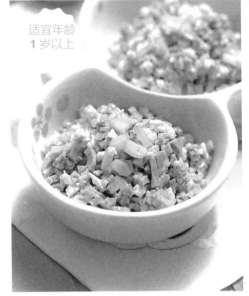

适宜年龄
1 岁以上

玉米燕麦猪肝粥

强壮骨骼

材料： 大米、玉米粒各20克，燕麦15克，猪肝10克。

调料： 盐2克，淀粉适量。

做法：

1. 猪肝洗净，切小丁，用淀粉裹匀；大米、燕麦一起洗净，放砂锅中煲至半熟。

2. 砂锅中加入玉米粒，继续煲。

3. 粥好时倒入猪肝丁，煮开后加盐调味即可。

功效：猪肝富含骨骼发育所需的多种营养物质，如钙、磷、铁等，有利于孩子强壮骨骼，促进长个。

猪肝瘦肉泥

补肝明目

材料： 猪肝30克，猪瘦肉15克。

调料： 葱花3克，盐2克，香油适量。

做法：

1. 猪肝洗净，切小块，捣成泥；猪瘦肉洗净，剁碎成肉泥。

2. 将肝泥和肉泥放入碗内，加入少许水和香油、盐，拌匀放入蒸笼蒸熟。

3. 蒸好后取出，撒上葱花即可。

功效：猪肝富含维生素 A、铁、锌，是理想的补肝明目食品，瘦肉中的维生素 B_2 能保证眼睛视网膜和角膜的正常代谢，所以给孩子食用猪肝瘦肉泥有利于维护眼睛健康。

第 8 章

选对食材，高个、好视力的基石

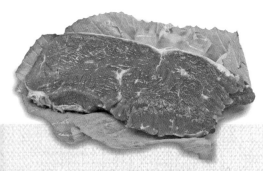

性味归经：性平，味甘；归脾、胃经

可食用年龄：6 个月以上

哪些孩子不宜吃：肝炎、肾炎的孩子不宜食用

牛肉

维持视网膜和角膜正常代谢

牛肉中维生素 B_2 含量丰富，而维生素 B_2 能维持眼睛视网膜和角膜的正常代谢，所以对保护孩子眼睛有好处。

促进食欲，强健骨骼

牛肉每 100 克可食部分含锌 7.61 毫克，含锌量非常高，不仅能促进孩子健康成长，还能强健骨骼，为孩子长个提供营养基础。此外，牛肉作为一种高蛋白食物，牛肉脂肪含量低，蛋白质含量比猪肉丰富，它包含人体所有的必需氨基酸，而且必需氨基酸的比例和人体的比例几乎一致，对强壮孩子骨骼有非常积极的作用。

如何挑选新鲜的牛肉

新鲜牛肉无酸味或氨味，肉皮无红点，肌肉有光泽、红色均匀；肉质有弹性，微干或微微湿润，不粘手。

这样搭配更健康

牛肉 + 土豆 ⟶ 强健骨骼

牛肉 + 胡萝卜 ⟶ 保护视力

这样吃，对孩子更健康

1. 牛肉的肉质纤维比较粗，给孩子吃的牛肉要尽量选嫩一些的，并要烹调得细软一些，这样才有利于孩子消化吸收。

2. 将牛肉切成小块或剁成末炖烂，不仅鲜美可口，而且营养流失少，适合孩子食用。

3. 清炖牛肉最能保存牛肉中的营养，并且用清炖的方法做出来的牛肉原汁原味，鲜美可口，肉质软嫩，比较适合孩子食用。

让孩子更爱吃的做法

如果孩子不喜欢牛肉的味道，可以把牛肉剁成肉馅与切碎的蔬菜混合，用可食用的薄纸包上，放在烤箱里烤一个纸包牛肉，蘸着番茄酱吃，味道很不错。

这样做 孩子长得高 视力好

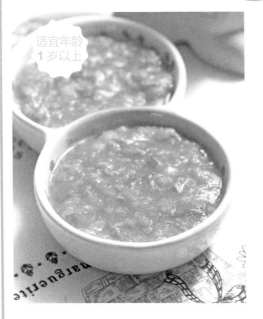

适宜年龄
1 岁以上

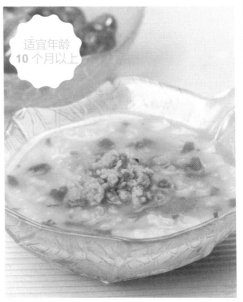

适宜年龄
10 个月以上

牛肉土豆泥

强健骨骼

材料： 土豆 30 克，番茄、牛肉各 20 克。

调料： 盐 2 克，高汤适量。

做法：

1. 土豆洗净，去皮，切小块；番茄洗净，去皮，切小块；牛肉洗净，切成末。

2. 将土豆块、番茄块、牛肉末各自蒸熟，然后土豆和番茄捣碎。

3. 将牛肉末、土豆碎和番茄碎调在一起拌匀，加入高汤和盐，调成泥即可。

功效：牛肉含有丰富的蛋白质、维生素 A 等，土豆含有丰富的碳水化合物，搭配酸酸甜甜的番茄，不但营养丰富，而且口感非常好。

牛肉胡萝卜小米粥

保护视力

材料： 小米 50 克，牛肉 30 克，胡萝卜 10 克。

做法：

1. 小米洗净；牛肉洗净，切碎；胡萝卜洗净，去皮，切小丁。

2. 锅置火上，加适量清水烧沸，放入牛肉碎煮烂，再放入小米煮烂，最后放胡萝卜丁煮熟即可。

功效：牛肉中含有丰富的维生素 B_2 可保护孩子眼睛视网膜和角膜正常代谢，胡萝卜中的胡萝卜素也能保护孩子视力，几者搭配食用，有利于保护孩子视力。

第8章 选对食材，高个、好视力的基石

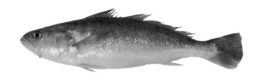

性味归经：性平，味甘；归肾、胃经

可食用年龄：8个月以上

哪些孩子不宜吃：哮喘和过敏体质的孩子不宜食用

黄鱼

保护眼睛表面结膜与角膜的健康

黄鱼含有丰富的维生素A，维生素A可以保护眼睛表面结膜和角膜的健康，所以给孩子食用黄鱼，对保护孩子眼睛健康有益。

健脾胃，促生长

中医认为，黄鱼具有滋补、健脾的作用，孩子经常食用，可以改善脾胃，增强孩子食欲，对孩子长个有好处。西医认为，黄鱼含有丰富的蛋白质，且含有多种氨基酸，能维持孩子身体正常运转，孩子身体正常运转，有利于孩子长个。

如何挑选黄鱼

新鲜黄鱼的鱼嘴比较干净，眼球饱满，角膜透亮清明，鳞片紧贴着鱼皮，不易掉鳞和剥皮，用手指按压着鱼身，有硬度及弹性，手抬起后，鱼肉能迅速复原。

这样搭配更健康

黄鱼 + 豆腐 —— 健脾胃

黄鱼 + 大米 —— 保护眼睛健康

这样吃，对孩子更健康

1. 在蒸食黄鱼时，不宜提前把肉剁碎后再蒸，否则会造成肉质中的水分流失，蒸出来后肉质会变硬，没有了细嫩的口感。可以蒸熟后把肉弄碎喂给宝宝吃。

2. 黄鱼的头皮内有腥味很大的黏液，因此做黄鱼前，应揭去头皮，洗净黏液，可减轻腥味。

3. 用盐腌制的黄鱼适合1岁以上的孩子食用。

让孩子更爱吃的做法

如果孩子不喜欢吃黄鱼，可以将黄鱼压成泥，做成鱼丸，搭配绿色蔬菜，既营养、美观又健康，会引起孩子进食的兴趣。

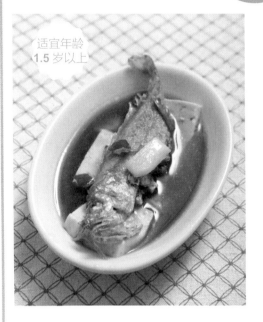

适宜年龄
1.5 岁以上

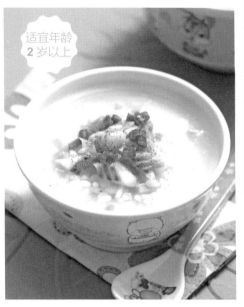

适宜年龄
2 岁以上

黄鱼烧豆腐

促进钙吸收

材料： 净黄鱼、豆腐各20克，鸡蛋1个。

调料： 葱段、姜片、蒜片、醋各3克，
盐1克，植物油适量。

做法：

1. 净黄鱼洗净，用盐腌15分钟；鸡蛋
   打散，涂抹在黄鱼表面；豆腐洗净，
   切片。

2. 锅内倒油烧热，将黄鱼煎至两面金黄。

3. 淋入醋后倒入开水，水量没过鱼身，放
   入葱段、蒜片、姜片和盐烧开后炖5分
   钟，放入豆腐片继续炖10分钟即可。

黄鱼粥

保护眼睛健康

材料： 大米50克，黄鱼肉70克。

调料： 胡椒粉、葱花各适量。

做法：

1. 黄鱼肉去净鱼刺，切成小丁；大米洗
   净，用水泡30分钟。

2. 锅内放水，倒入大米煮熟。

3. 锅内加入黄鱼丁及葱花、胡椒粉，拌
   匀即可。

功效：黄鱼含有丰富的维生素A，能保
护眼睛表面和角膜的健康，孩子经常食
用这款粥有利于眼睛健康。

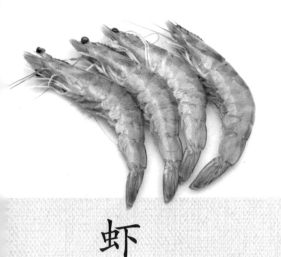

性味归经：性温，味甘、咸；归肝、肾、胃经

可食用年龄：11个月以上

哪些孩子不宜吃：有湿疹、荨麻疹等过敏性疾病的孩子不宜食用

虾
促进眼睛健康发育

虾肉中牛磺酸的含量较高，牛磺酸对孩子的眼睛很有好处，可促进孩子的眼睛健康发育。

健脾胃，促生长

虾肉是味道鲜美的补钙能手，虾中含有的钙质对孩子牙齿及骨骼的发育有益处。此外，虾肉营养丰富，且肉质松软，易于消化，还含有蛋白质、脂肪、维生素A、维生素B₁、维生素B₂以及烟酸等，经常食用能提高孩子的食欲，为孩子长个提供营养基础。

如何挑选新鲜的虾

新鲜的虾头尾和身体紧密相连，且虾身有一定的弯曲度；虾皮壳发亮，无异味。

这样搭配更健康

虾 + 菜花 ⟶ 强壮骨骼

虾仁 + 鸡蛋 ⟶ 促进眼睛健康发育

这样吃，对孩子更健康

1. 虾背上的虾线是虾的消化道，里面是未排泄完的废物，所以烹调虾之前，要去掉虾线。具体方法：用剪刀剪去虾须和虾足，然后将牙签从虾背第二节上的壳间穿过，挑出黑色的虾线，洗净。

2. 虾身上有一些细菌，所以烹调时一定要高温烹饪，以起到杀菌、消毒的作用。

让孩子更爱吃的做法

将虾仁洗净，去掉虾线，放入搅拌机中搅打成虾泥，加入盐搅匀，取一个蛋清放入虾泥中搅匀，放入汤锅中煮熟即可，这道菜鲜嫩、滑滑的，嚼劲十足，孩子一定会喜欢的！

这样做　孩子长得高　视力好

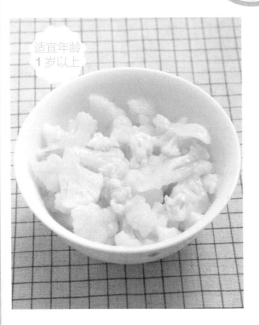

适宜年龄
1 岁以上

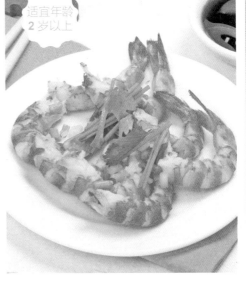

适宜年龄
2 岁以上

虾仁菜花

强壮骨骼

材料： 菜花60克，虾仁20克。

做法：

1. 菜花取花冠，洗净，放入开水中煮软，切碎；虾仁用凉水解冻，去虾线，再切碎。

2. 锅内加水，放入虾仁碎煮成虾汁。

3. 将菜花碎放去虾汁中煮熟即可。

功效：虾仁含有丰富的优质蛋白质和钙质，宝宝常食可以促进钙质吸收，强壮骨骼，有利于宝宝长高个。

清蒸基围虾

保护眼睛健康发育

材料： 基围虾50克。

调料： 香菜3克，葱、蒜各2克，香油、盐各少许。

做法：

1. 香菜洗净，切小段；葱、蒜切末；基围虾处理干净。

2. 基围虾用盐、葱末腌渍；蒜末加香油调成味汁。

3. 将基围虾上笼蒸15分钟，出锅撒香菜段、淋上调味汁即可。

功效：虾肉含有丰富的牛磺酸可促进宝宝的眼睛健康发育，适合宝宝食用。

选对食材，高个、好视力的基石

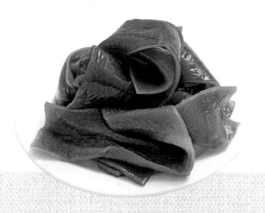

性味归经：性寒，味咸；归肝、肾、胃经

可食用年龄：11 个月以上

哪些孩子不宜吃：胃肠不好的孩子不宜多吃

海带
维持眼睛功能运作

海带中的海藻酸能抓住人体护眼的铬、硒、锌等矿物质，适量摄取有助于眼睛维持一定的功能运作。此外，干海带上白白一层的"白霜"，就是海藻类独有的甘露醇成分，能帮助人体调节眼压。

健脾胃，促生长

每 100 克干海带中，含钙 348 毫克，丰富的钙有利于孩子骨骼发育，对长高个有好处。此外，海带含有大量的不饱和脂肪酸和膳食纤维，能调理孩子肠胃，有利于孩子吸收营养，促进身体长高。

如何挑选海带

干海带应选择叶宽厚、色浓绿或紫中微黄、无枯黄叶、表面有一层白色粉末状物（甘露醇），且手感不粘的。

这样搭配更健康

海带 + 豆腐 —→ 补碘补钙

海带 + 柠檬 —→ 促进眼睛健康

这样吃，对孩子更健康

1. 孩子刚开始食用海带时，可以将海带处理干净后，用水浸软煮成黏糊喂给宝宝吃。

2. 用海带来煮汤，可以将营养素保留在汤中，避免流失，使孩子能充分地吸收营养素。

3. 海带富含褐藻胶，不容易烧制出酥烂的口感，泡发之前蒸 15 分钟（但不可过长），煮软后，将海带放在凉水中泡凉，清洗干净，然后捞出，或炒或拌或做汤，怎么吃口感都软烂。

让孩子更爱吃的做法

如果孩子不太喜欢海带的味道，将海带泡软后，剁成末和猪肉末、胡萝卜末、葱末和适量盐拌匀搅成馅料，包成小饺子，也是让孩子吃到海带的一种好方法！

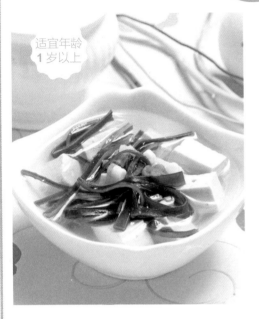

适宜年龄
1 岁以上

适宜年龄
11 个月以上

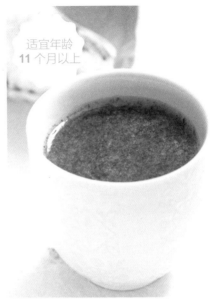

海带豆腐汤

补碘补钙

材料： 海带 10 克，豆腐 50 克。

调料： 葱 1 克，姜 2 克，植物油适量。

做法：

1. 葱切段；姜切末。

2. 海带泡发，洗净切段；豆腐切块。

3. 锅内倒油烧热，将豆腐煸黄，倒入适量水，放入海带段、葱段大火烧开，中小火炖 20 分钟，撒上姜末即可。

功效：海带中钙和碘含量都较高，豆腐富含蛋白质，两者搭配食用能促进孩子骨骼发育，有利于孩子长高个。

海带柠檬汁

保护眼睛健康

材料： 水发海带 80 克，柠檬 10 克。

做法：

1. 海带洗净，切丁；柠檬去皮和子，切丁。

2. 将海带丁、柠檬丁放入果汁机中，加水搅打均匀即可。

功效：海带对维持眼睛的功能有一定的好处，柠檬的中的维生素对保护眼睛健康有好处，两者搭配食用，有利于促进孩子眼睛健康。

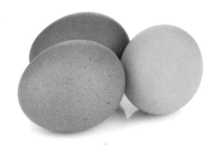

性味归经：性平，味甘；归脾、肾、胃、大肠经

可食用年龄：8个月以上（鸡蛋黄）

哪些孩子不宜吃：肾功能不全的孩子要慎食

鸡蛋

蛋黄抗氧化，保护眼睛

鸡蛋黄中含有丰富的叶黄素和玉米黄素两种抗氧化物质，能保护眼睛不受紫外线伤害，保护眼睛健康。此外，鸡蛋黄中还含有丰富的维生素A，对保护眼睛有好处。

鸡蛋，营养全面，促成长

鸡蛋中富含易被孩子身体吸收的卵磷脂、不饱和脂肪酸和钾、钠、镁、磷等矿物质，还含有维生素A、维生素 B_2、维生素 B_6、维生素D、维生素E等营养成分，能为孩子补充全面的营养，促进孩子长个。此外，鸡蛋还含有丰富的锌，可以增强孩子食欲，有利于孩子长个。

如何挑选新鲜鸡蛋

新鲜鸡蛋的蛋壳比较粗糙，上附一层霜状粉末；鸡蛋放在掌心翻转，重量适当；用嘴向蛋壳上轻轻哈一口热气，可闻到轻微的生石灰味；将鸡蛋夹在两指之间放耳边摇晃，声音实，无晃动感。

这样搭配更健康

鸡蛋 + 虾皮 ⟶ 强健骨骼

鸡蛋 + 玉米 ⟶ 明目

这样吃，对孩子更健康

1. 孩子能吃全蛋以后，最好让孩子吃全蛋。蛋白和蛋黄搭配食用，更能给孩子补充全面的营养物质。

2. 给孩子煮鸡蛋时间不宜过长，以免鸡蛋中的蛋白质过度凝结，不利于孩子消化吸收鸡蛋中的营养物质。具体方法：鸡蛋凉水下锅煮5分钟，焖2分钟取出，嫩嫩的鸡蛋就煮好了。

3. 鸡蛋的烹调方法有许多：煎、炒、烹、炸、煮、蒸，其中以用蒸、煮方法烹调的鸡蛋最有营养，而且最容易被消化吸收。

让孩子更爱吃的做法

将培根周围卷褶，铺在碗内，留出一个鸡蛋的空间，将鸡蛋打进去，撒上葱末，用牙签将蛋黄地方戳几个洞，然后放入微波炉中，高火2分钟，漂亮美味的培根鸡蛋杯就出炉了。

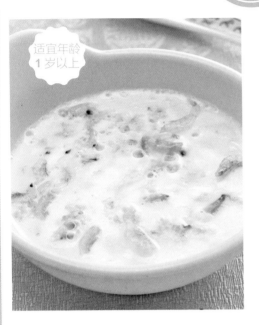

适宜年龄
1 岁以上

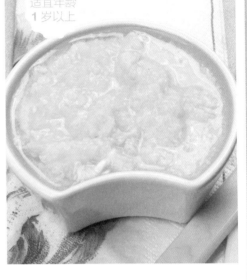

适宜年龄
1 岁以上

虾皮鸡蛋羹

补钙、强健骨骼

材料： 鸡蛋1个，虾皮5克。

调料： 香油2克。

做法：

1. 虾皮洗净，浸泡去咸味，捞出，切碎；鸡蛋打散，放入切碎的虾皮和适量清水，搅拌均匀。

2. 蛋液放蒸锅中蒸5~8分钟，取出淋上香油即可。

功效：鸡蛋含有丰富的营养，尤其钙，能促进孩子骨骼发育，虾皮含钙丰富，两者搭配食用有利于孩子补钙、强健骨骼，对孩子长个有益。

鸡蛋玉米羹

明目

材料： 玉米粒100克，鸡蛋1个。

调料： 盐2克，白糖少许。

做法：

1. 玉米粒洗净，用搅拌机打成玉米蓉。

2. 鸡蛋打散，搅拌均匀。

3. 将玉米蓉放入沸水锅中不停搅拌，再次煮沸后，淋入鸡蛋液煮开，加盐和白糖调味即可。

功效：蛋黄中的叶黄素、玉米黄素和维生素A，有利于保护视力，玉米中的视黄素对保护视力有好处，所以两者搭配食用，有利于保护孩子视力。

选对食材，高个、好视力的基石

8

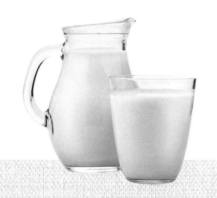

性味归经：性平，味甘；归脾、肺、胃经

可食用年龄：1岁以上

哪些孩子不宜吃：对牛奶过敏的孩子不宜食用

牛奶

保护视力

牛奶中有较多的维生素A，维生素又称视黄醇，在人体视觉中发挥着非常重要的作用，能够参与视网膜内视紫红质的形成，孩子常食用，有利于保护孩子的视力。

促进骨骼发育

牛奶中的钙含量高，是人体最好的钙质来源，而且钙和磷的比例非常适当，利于钙的吸收，促进孩子骨骼发育，有利于促进孩子长个。

如何挑选牛奶

牛奶除去水分之外的乳固体物质应当在11.2%之上，蛋白质含量应在3.0%以上，且保质期越短越好。

这样搭配更健康

牛奶 + 西蓝花 ⟶ 促进骨骼发育

牛奶 + 番茄 ⟶ 防止视觉疲劳

这样吃，对孩子更健康

1. 牛奶应该加热后再喂给宝宝饮用，但加热牛奶看似简单，如果加热方法不得当就会破坏牛奶中的营养。

用水浸泡加热：将牛奶放入50℃左右的温水中浸泡5～10分钟即可。

微波炉加热：新鲜盒装奶必须先打开口，瓶装奶要先揭掉铝盖，加热数十秒即可。

2. 煮牛奶的时候，牛奶表层会出现一层奶皮，很多妈妈在喂宝宝的时候都将它去掉。这是不对的。因为奶皮中含有脂肪和丰富的维生素A，对宝宝的健康，尤其是对眼睛健康很有好处。

让孩子更爱吃的做法

如果孩子不喜欢喝牛奶，可以在牛奶中加入一些孩子喜欢的果汁，如苹果汁、西瓜汁、草莓汁等，这样牛奶会变得更加甜美，也会勾起孩子喝牛奶的兴趣。

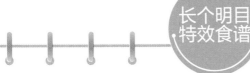

适宜年龄
1 岁以上

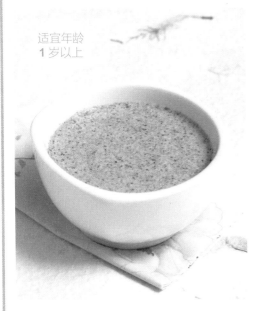

适宜年龄
9 个月以上

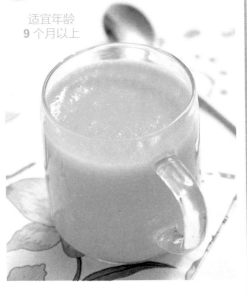

蔬菜牛奶羹

促进骨骼发育

材料： 西蓝花、芥菜各 50 克，牛奶 200 毫升。

做法：

1. 西蓝花、芥菜分别洗净，切块，放入榨汁机中，加适量水，榨成汁。

2. 奶锅中放入牛奶和榨出来的蔬菜汁，混合后大火煮沸即可。

功效：西蓝花含有丰富的维生素 C，食用西蓝花可让孩子的皮肤富有光泽和弹性，同时还可提高孩子的免疫力；芥菜含胡萝卜素和膳食纤维，常食可明目、宽肠通便；牛奶富含蛋白质、钙质，几者搭配食用可促进孩子骨骼发育。

牛奶南瓜汁

保护眼睛健康

材料： 南瓜 30 克，牛奶 100 毫升。

做法：

1. 南瓜洗净，去皮，切成小块。

2. 将南瓜小块、牛奶放入榨汁机中，搅打均匀即可。

功效：牛奶中维生素 A，能够参与视网膜内视紫红质的形成，孩子常食用，可以防止视觉疲劳，保护眼睛健康。

第8章 选对食材，高个、好视力的基石

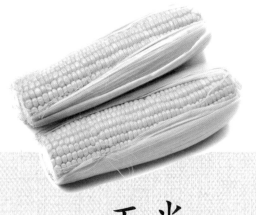

性味归经：性平，味甘；归脾、胃经

可食用年龄：6个月以上

哪些孩子不宜吃：消化不好的孩子不宜食用

玉米

保护视力

玉米含有丰富的叶黄素、玉米黄质，是强大的抗氧化剂，能够保护眼睛中黄斑的感光区域，吸收进入眼球的有害光线，从而保护保护孩子视力健康。

促进肠胃蠕动，加速营养吸收

与稻米和小麦等主食相比，玉米中的维生素含量是稻米、小麦的 5～10 倍，孩子常食一些玉米可以促进肠道蠕动，加速营养的吸收，为孩子长高个提供充足营养。此外，100 克黄玉米含 14 毫克钙，孩子常食可帮助补钙，也有利于孩子长高个。

如何挑选新鲜的黄玉米

鲜玉米颜色金黄，表面光亮，颗粒整齐、饱满，用指甲轻轻掐，能够掐出水。

这样搭配更健康

黄玉米 + 松仁 ⟶ 促进骨骼发育

黄玉米 + 鸡蛋 ⟶ 提高孩子视力

这样吃，对孩子更健康

1. 黄玉米去皮，煮熟后打碎给宝宝食用，能更好地保留玉米的营养成分。

2. 用黄玉米面做粥时，加点小苏打能使其中的烟酸释放出来，被宝宝身体更好地吸收。

让孩子更爱吃的做法

玉米磨碎后做成粥也是比较粗糙的，所以很多孩子不喜欢吃。这时我们可以把玉米粒放入搅拌机中打成玉米汁给孩子喝，不仅味道可口，营养价值也丰富。

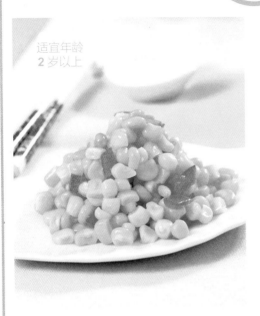

适宜年龄
2 岁以上

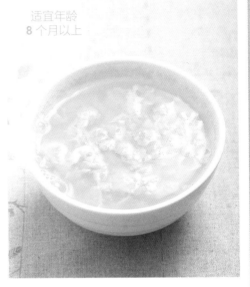

适宜年龄
8 个月以上

松仁玉米

促进骨骼发育

材料： 玉米粒 80 克，松子仁 50 克，青
椒 20 克，红椒 15 克。

调料： 葱花、白糖各 10 克，盐 2 克，香
油少许。

做法：

1. 青椒、红椒分别洗净，去蒂和子，切
成小丁；玉米粒焯熟、捞出。

2. 锅置火上，放油烧至温热，放入松子
仁，炸至淡黄色出锅。

3. 锅烧热倒油，下葱花煸香，下青椒、
红椒、玉米粒炒熟，调入盐、白糖、
香油，出锅后撒上松子仁即可。

鸡蛋玉米汤

提高视力

材料： 玉米粒 50 克，鸡蛋 1 个。

做法：

1. 玉米粒洗净，打成玉米蓉；鸡蛋取
蛋黄打散。

2. 玉米蓉放沸水锅中不停搅拌，煮沸
后，淋入蛋黄液搅匀即可。

功效：玉米富含胡萝卜素、黄体素和玉
米黄质等，能提高孩子视力；鸡蛋含丰
富蛋白质，有助于促进孩子的生长发育。

第 8 章 选对食材，高个、好视力的基石

147

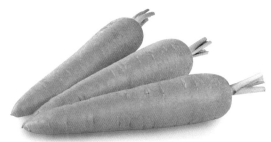

性味归经：性平，味甘；归脾、肝、肺经

可食用年龄：6个月以上

哪些孩子不宜吃：肠胃不好的孩子不可生吃

胡萝卜
促进视力发育

胡萝卜含有大量胡萝卜素，进入人体后，在肝脏及小肠黏膜内经过酶的作用，会转变成维生素A，有补肝明目的作用，孩子常食用，有助于促进视力发育。

健脾消食、防治视物不明

《本草纲目》认为胡萝卜"下气补中，利胸膈肠胃，安五脏，令人健食"。胡萝卜健脾消食的作用很好，可加强肠道蠕动，有助于改善孩子因脾胃不和引起的厌食、积食。

胡萝卜中含有的胡萝卜素可在体内转化成维生素A，是视力发育、骨骼发育的必需物质，对促进孩子长高个、防治视物不清有重要意义。

如何挑选新鲜的胡萝卜

胡萝卜有红、黄两种颜色，一般在冬、春两季上市。新鲜的胡萝卜根粗大、心细小，质地脆嫩，颜色鲜亮，摸起来硬实，外形完整。

这样搭配更健康

胡萝卜 + 山药 ——→ 适合脾胃虚弱

胡萝卜 + 小米 ——→ 促进视力发育

这样吃，对孩子更健康

熟吃胡萝卜，并且在烹饪时接触到油脂，有助于充分吸收胡萝卜的营养，最大可能地增加胡萝卜素的摄入。

让孩子更爱吃的做法

用胡萝卜做馅包饺子、蒸包子。胡萝卜与肉类混合做成馅，制成饺子或包子；做素馅，最好先将切碎的胡萝卜在油锅中翻炒几下，使胡萝卜素溶解出来，再调成馅。

这样做 孩子长得高 视力好

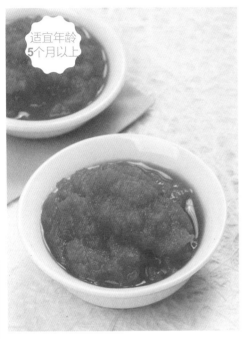

适宜年龄
5个月以上

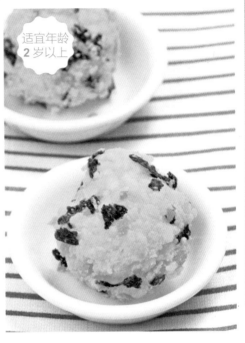

适宜年龄
2岁以上

胡萝卜泥

促进视觉神经发育

材料： 胡萝卜 50 克。

做法：

1. 胡萝卜洗净后去皮，再磨成泥状。

2. 将胡萝卜泥加少许水煮开即可。

功效：胡萝卜中富含类胡萝卜素，能促进孩子的视力发育。

五彩饭团

增强食欲

材料： 米饭 80 克，鸡蛋 1 个，火腿、胡萝卜各 10 克，海苔 5 克。

做法：

1. 米饭分成 8 份，揉成球形。

2. 鸡蛋煮熟，取蛋黄切成末；火腿、海苔切末；胡萝卜洗净，去皮，切丝后焯熟，捞出后切细末。

3. 在饭团外面分别粘上蛋黄末、火腿末、胡萝卜末、海苔末即可。

功效：胡萝卜与米饭、鸡蛋、海苔搭配可有效增进食欲，有助于改善因脾胃不和引起的厌食症状。

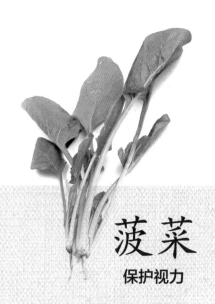

性味归经：性平，味甘；归肝、胃、大肠经

可食用年龄：6 个月以上

哪些孩子不宜吃：腹泻的孩子不宜食用

菠菜

保护视力

菠菜中含有丰富的胡萝卜素，胡萝卜素进入孩子体内后会转变成维生素 A，对孩子的眼睛有保护作用。

促进肠胃蠕动，加速营养的吸收

菠菜中富含铁和钙，正处于成长中的孩子需要补铁和钙，孩子多吃菠菜有助于长个。此外，菠菜含有丰富的膳食纤维，能促进肠胃蠕动，加速营养的吸收，对孩子长个也有好处。

如何挑选新鲜的菠菜

新鲜菠菜植株比较健壮，且整体长得比较整齐；叶子色泽浓绿，厚比较大，且用手拖住菠菜的根部，叶子能很好张开；用指甲能轻易掐动梗。

这样搭配更健康

菠菜 + 燕麦 —→ 强壮骨骼

菠菜 + 胡萝卜 —→ 促进维生素 A 的生成

这样吃，对孩子更健康

1. 菠菜含草酸较多，有碍身体对钙的吸收，所以烹调菠菜时宜先用沸水烫软，以免影响身体对钙质的吸收。

2. 菠菜根是药食两用的好食材，根中含有纤维素、维生素、铁等多种营养成分，因此烹调菠菜时最好不去根。

3. 烹制菠菜时，最好不要放醋等酸性调味料，以免破坏其营养价值。

让孩子更爱吃的做法

用水焯过的菠菜，可以榨成菠菜汁，和面粉和在一起包饺子，颜色鲜亮，能增强孩子的食欲。也可以将菠菜剁碎，加上鸡蛋、面粉烙成金黄色的菠菜饼，给孩子吃。具体根据孩子月龄选择不同的菠菜烹调方法：一般 6 个月开始，可以吃菠菜叶汁，7 个月吃菜叶碎，10 个月可以吃很小的菠菜叶片。

适宜年龄
1.5 岁以上

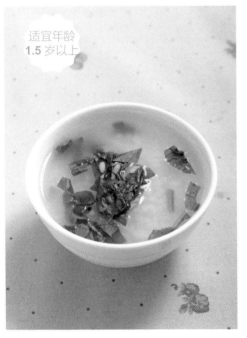

适宜年龄
1 岁以上

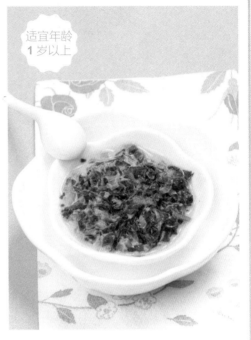

燕麦菠菜粥

强壮骨骼

材料: 燕麦片30克,菠菜100克,鸡蛋60克,排骨汤300克。

做法:

1. 鸡蛋打散;菠菜洗净,切碎。

2. 排骨汤倒入锅中烧开,加入燕麦片,转中火熬煮5分钟,直至燕麦片软烂,将蛋液、菠菜碎加入燕麦粥中,再次烧开,转小火继续煮2分钟即可。

功效:菠菜含有铁和钙,鸡蛋含有丰富的蛋白质,燕麦片含有丰富的膳食纤维,能促进肠胃蠕动,排骨汤含有钙,这些搭配食用,有利于孩子补钙,强壮骨骼,促进长个。

奶油菠菜

维护视力

材料: 菠菜叶100克,奶油20克。

调料: 盐1克,黄油少许。

做法:

1. 菠菜叶洗净,用沸水焯烫,切碎。

2. 锅置火上,放黄油化开,下菠菜碎煮2分钟至熟,加奶油、盐拌匀即可。

功效:菠菜中的胡萝卜素进入孩子体内会转化为维生素 A,对维持孩子视力有一定的好处。

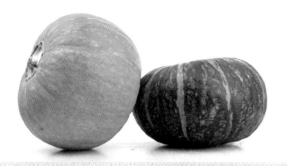

性味归经：性平，味甘；归脾、胃经

可食用年龄：6个月以上

哪些孩子不宜吃：胃热的孩子不宜食用

南瓜

增强眼睛的视野清晰度

南瓜富含 β 胡萝卜素，β 胡萝卜素进入身体后会转化为维生素 A，而维生素 A 能增强眼睛在昏暗环境下的视野清晰度，还能延迟视网膜色素变性所引发的视网膜功能下降，孩子常食，有利于增强视野清晰度。

营养丰富，增强孩子食欲

南瓜含有膳食纤维、B 族维生素、维生素 C、铁、磷等，因而，南瓜能为孩子提供全面的营养，为孩子健康成长提供保障。南瓜含有丰富的果胶，能保护孩子胃肠道黏膜，促进孩子吸收营养。此外，南瓜色泽鲜艳，口感适中，还能增强孩子食欲。

如何挑选南瓜

南瓜颜色深黄，条纹清楚粗重，有一种清香气味，且用手拍时，能发出闷声越成熟。

这样搭配更健康

南瓜 + 玉米 —→ 调理肠胃，促长个
南瓜 + 牡蛎 —→ 增强视野清晰度

这样吃，对孩子更健康

1. 南瓜外皮的营养价值比果肉部分高，所以烹调时不宜去皮太厚，这样有利于减少营养的流失。

2. 将南瓜蒸熟、打成泥糊或做成清淡的南瓜粥给孩子吃，有助于孩子的消化吸收，还能促进孩子食欲。

3. 给孩子吃南瓜不要过量，以免孩子的皮肤变成柠檬黄色。每天不要超过一顿主食的量即可。

让孩子更爱吃的做法

如果孩子不喜欢南瓜的味道，建议妈妈可以加入洋葱、奶酪、牛奶等味道稍重的食材来搭配制作成南瓜餐点，如南瓜海鲜浓汤、南瓜奶酪饼、南瓜咖喱饭等；或是代替土豆，加入肉馅儿及少量调味料，油炸制成南瓜饼，就可以打开孩子的味蕾。此方法适用于 2 岁以上的孩子。

这样做 孩子长得高 视力好

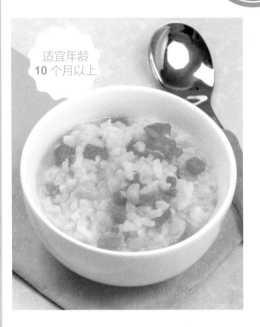

适宜年龄
10 个月以上

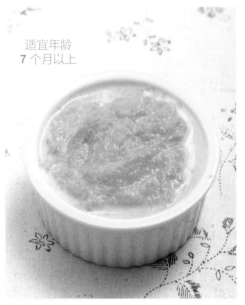

适宜年龄
7 个月以上

玉米南瓜粥

帮助消化，促长个

材料： 大米 30 克，南瓜 30 克，玉米粒
10 克。

做法：

1. 大米洗净，浸泡 30 分钟；玉米粒用
   开水烫一下，捣碎；南瓜去薄皮、子，
   洗净，切小丁。

2. 锅内放入适量水，放入玉米碎煮熟，
   再放入大米煮熟，放入南瓜煮熟即可。

功效：南瓜中的果胶能保护胃肠道黏膜，
帮助食物消化，玉米含有丰富的膳食纤维，
两者搭配食用可帮助消化，为孩子长个提
供营养基础。

南瓜奶糊

增强视野清晰度

材料： 南瓜 30 克，配方奶 50 克。

做法：

1. 南瓜洗净，去子、去瓤和薄皮，上
   锅煮熟。

2. 用研磨器将南瓜磨成糊状，加入配
   方奶和适量温开水，搅拌均匀即可。

功效：南瓜富含 β 胡萝卜素可转化为维
生素 A，而维生素 A 能增强眼睛在昏暗
环境下的视野清晰度，所以孩子常食，
有利于增强视力健康。

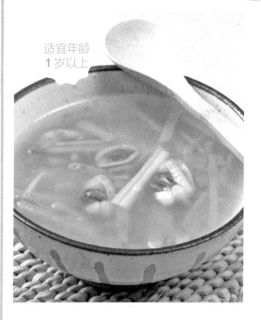

适宜年龄
1 岁以上

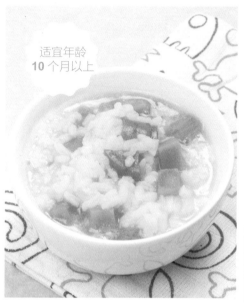

适宜年龄
10 个月以上

南瓜牡蛎羹

增强食欲

材料: 南瓜 100 克,鲜牡蛎 20 克。

调料: 盐 1 克,葱丝、姜丝各 3 克。

做法:

1. 南瓜去薄皮、瓤和子,洗净,切成细丝;牡蛎洗净,切成丝。

2. 汤锅置火上,加入适量清水,放入南瓜丝、牡蛎丝、葱丝、姜丝,加入盐调味,大火烧沸,改小火煮,盖上盖熬成羹状即可。

功效:牡蛎是含锌量最丰富的食物之一,而且味道鲜美,与南瓜搭配食用有利于孩子获得足够的营养,对孩子长个有好处。

南瓜胡萝卜粥

保护视力

材料: 大米 30 克,老南瓜、胡萝卜各 20 克。

做法:

1. 大米洗净,浸泡 30 分钟。

2. 老南瓜去薄皮、去子,洗净,切小丁;胡萝卜去皮,洗净,切成小丁。

3. 将大米、老南瓜丁、胡萝卜丁倒入锅中,大火煮开,再调小火煮熟即可。

功效:南瓜和胡萝卜都富含 β 胡萝卜素,在体内可转化为维生素 A,孩子常食这款粥,对保护视力很大的好处。

这样做 孩子长得高 视力好

第 9 章

中医按摩法，
孩子个子高、眼更亮

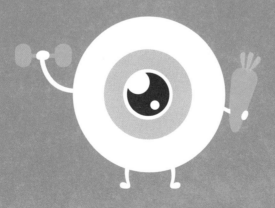

简单按摩可助孩子长高

按摩是以中医的脏腑、经络学说为理论基础，结合西医的解剖学和病理诊断手法，用手法作用于人体体表的特定部位来调节机体生理、病理情况，达到理疗目的的助长方法，实际上，也是一种物理治疗手法。

● 为什么按摩可助孩子长高

中医认为，肾主骨，孩子要长高首先要骨骼健康发育，而骨骼的健康发育取决于肾气充足。因为骨骼的精华在骨髓，养肾就能养骨髓，促进骨骼发育。如果孩子骨骼发育不正常，身体就会失去有效的支撑，那么个子就很难显现出来。通过按摩某些穴位，促进身体新陈代谢，补足肾气，有利于骨骼发育。

按摩不仅是中医治疗疾病的一种手段，也是普通人日常保健的一种有效的手法。但按摩方法不同，其效果也是不同的，下面我们了解一下按摩的常用手法及需要注意的事项。

● 按摩的常用手法

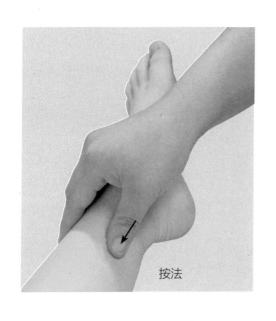

按法

按法

【**方法**】用指腹或掌根直接按压在穴位上施加压力即可。

【**要领**】按时，力量要稳稳地由轻而重，当孩子感到一定压迫感后，持续数秒，放松再按。

推法

推法通常分为直推法、旋推法、分推法和合推法。

【**直推法**】用拇指桡侧缘或指腹，或食中二指指腹从穴位上做单方向的直线推动，称为直推法。该法是小儿推拿常用手法，常用于线状穴，如开天门、推大肠、推天柱骨、推三关等。

【**旋推法**】用拇指指腹在穴位上做顺时针方向旋转推动，称为旋推法。推时仅靠拇指小幅度运动。该法主要用于手部面状穴，如旋推脾经、肺经、肾经等。

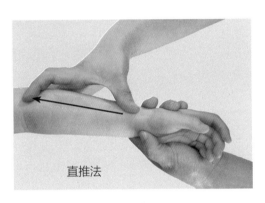

直推法

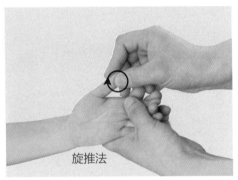

旋推法

【**分推法**】用双手拇指桡侧缘或指腹自穴位中间向两旁做分向推动，称分推法。该法轻快柔和，能分利气血，适用于推拿坎宫、大横纹、腹部。

【**合推法**】用两拇指指腹自线状穴的两端向穴中推动合拢，称为合推法。该法可以和阴阳、通气血，适用于大横纹、腕背横纹等线状穴。

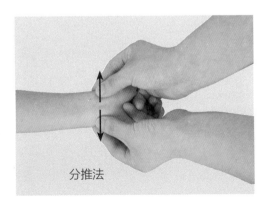

分推法

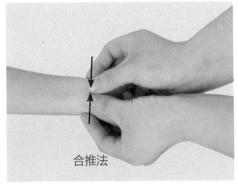

合推法

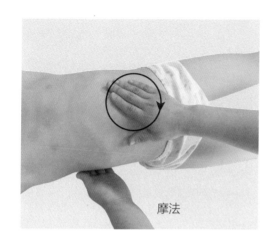

摩法

摩法

【**方法**】用手掌掌面或食、中、无名指指腹附着于经络治疗的部位上，做环形的、有节律的摩旋即可。

【**要领**】操作时，用手掌或手指在皮肤表面做回旋性摩动，作用温和而浅，仅在皮肤及皮下。该法常用于推拿前的导引和推拿后的放松。

拿法

拿法

【**方法**】用拇指和食指、中指，或者用拇指和另外四指相对用力，提拿某个部位或穴位，做一紧一松的拿捏。

【**要领**】迅速拿起肌肉组织后，稍等片刻再松手复原。

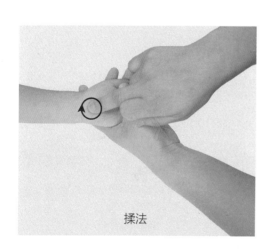

揉法

揉法

【**方法**】用指端或大鱼际或掌根，在某个部位或者穴位上，做顺时针或者逆时针方向旋转揉动。

【**要领**】操作时指或掌紧贴皮肤不要移动，发力使该处的皮下组织随指或掌的揉动而滑动。手法要温和，多在疼痛部位或强力手法后应用。

搓法

【方法】用双手夹住孩子的肢体，相对用力，做反方向的快速揉搓，并同时做上下方向往返移动的手法。

【要领】双手用力均匀，不要过于用力地夹住孩子肢体，动作灵活连贯。搓动要快，移动要慢。

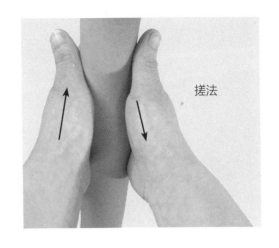

搓法

掐法

【方法】用拇指指甲既快又重地掐在穴位上。临床上这种方法经常用于急救。

【要领】快进快出、垂直施力，临床上常用的掐人中就是这种方法。

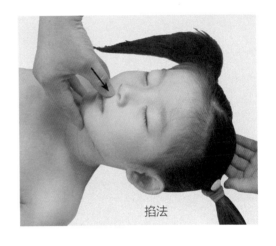

掐法

叩法

【方法】用指或者掌等叩打孩子身体的一种手法，多用于四肢及腰部。快速叩打能使肌肉兴奋；轻而缓慢的叩打能使筋骨舒展。

【要领】用腕发力，由轻到重，由慢到快或快慢交替进行。动作要灵活，发力要有弹性。

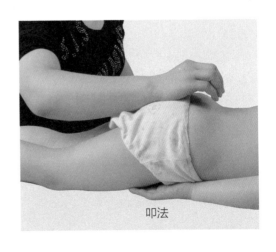

叩法

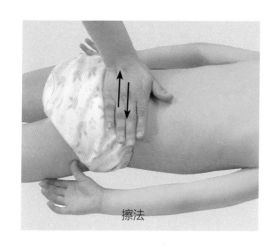

擦法

擦法

【方法】用手掌、大鱼际或小鱼际着力于选定的部位，做直线来回摩擦的手法。

【要领】沿直线往返，着力部位要紧贴皮肤，力度要适中。

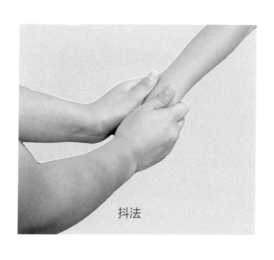

抖法

抖法

【方法】这是抖动身体的一种手法，适用于上肢，有舒缓筋骨的作用。

【要领】抖动时将孩子肢端握住，用频率高、幅度小的力量使肢体做波浪式抖动。抖法一般作为上下肢推拿的结束手法。

● 按摩时的注意事项

1. 按摩者的双手应保持清洁、温暖，指甲应剪短且圆润一些，指上不戴任何装饰品，以免划伤孩子的皮肤。

2. 按摩的室温要适宜。室内要保持空气流通、环境优雅，温度要保持在一定范围内，以防孩子着凉。

3. 为了保证按摩顺利进行，取得良好的效果，按摩者体位应便于操作，孩子的肌肉要充分放松。

4. 给孩子按摩时，应注意操作方向，应顺着血液和淋巴液回流的方向进行按摩。

5. 按摩时要注意顺序，用力要由轻到重，再逐渐减轻而结束。

几个关键穴位，有利于骨骼发育

想要孩子长高个，除了营养均衡、适量锻炼外，家长还可以按摩孩子这几个关键穴位，通过按摩穴位、经络推拿、顺畅经络的方法，加强身体气血的营养，促进新陈代谢，有利于骨骼发育，可起到事半功倍的效果。

扫一扫，看视频

揉腹

【作用】揉腹可调理脾胃，补益气血。

【方法】孩子采取平卧位，家长用右手四指或手掌在孩子腹部以脐为中心，做圆周运动，每次按摩50~100下，1天1次。

家长可以每天轻轻为孩子揉腹，顺时针、逆时针各揉1分钟。顺时针方向揉腹是泄法，可帮助孩子消化；逆时针方向揉腹是补法，孩子脾胃弱时可以用逆时针揉腹。

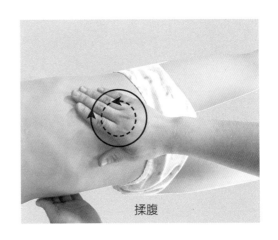

揉腹

推脊

【作用】推脊可以疏经通络、调和气血、松弛组织、缓解痉挛、提高肌肉工作能力等。

【穴位】后背正中，整个脊柱，从大椎至长强成一条直线。

【方法】用食中二指自上而下直推孩子脊柱部位10~20次。

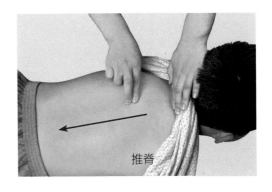

推脊

捏脊

【**作用**】捏脊能疏通经络、调整阴阳、促进气血运行、改善脏腑功能及增强机体的抵抗力。

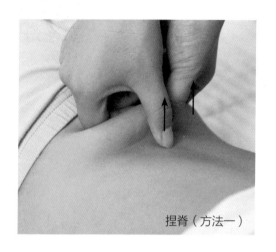

捏脊（方法一）

【**方法一**】两手沿着脊柱的两旁，用捏法把皮捏起来，边提捏，边向前推进，由尾骶骨部捏到枕顶部，重复3~5遍即可。

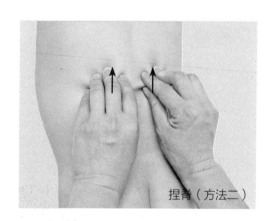

捏脊（方法二）

【**方法二**】孩子俯卧，背部保持平直、放松，家长用拇指指腹与食指、中指指腹对合，夹持背部肌肤，拇指在后，食指、中指在前。然后食指和中指向后捻动，拇指向前推动，边捏边向顶枕部推移。隔天捏脊1次即可。

> **小贴士**
>
> 　　每次捏脊时间不宜太长，以3~5分钟为宜。要捏捻，不可拧转。捻动推进时，不可歪斜，要直线向前。

按压百会穴

【作用】揉压百会穴起到清心健脑、行气活血的作用，还可改善孩子睡眠质量。

【穴位】头部的正中线上，即头顶正中央。

【方法】孩子闭目仰卧，家长用右手拇指外侧或右手掌心顺时针方向按揉百会穴3~5分钟，每晚睡前1次即可。

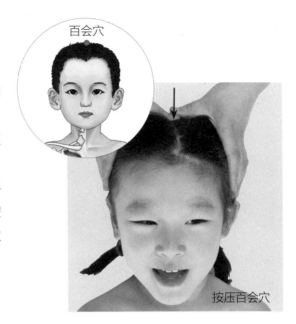

百会穴

按压百会穴

推三关

【作用】推三关能益气行血、温阳散寒、发汗，可调理脾胃。

【穴位】用拇指桡侧面或食、中指面自孩子腕推向肘，称推三关。

【方法】孩子采取坐位或仰卧位，家长一手握住孩子手，另一手以拇指外侧面或食指、中指指腹自孩子腕横纹推向肘，每次推100~300下。

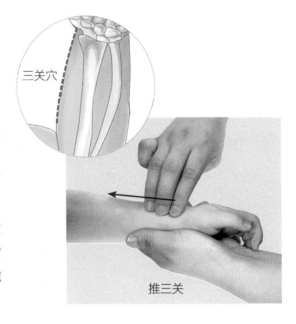

三关穴

推三关

> **小贴士**
>
> 　　家长按摩时上肢要放松，直推时拇指或食指和中指指间各关节要自然伸直，否则会导致用力不均匀。按摩频率一般为100次/分左右。

第9章　中医按摩法，孩子个子高、眼更亮

163

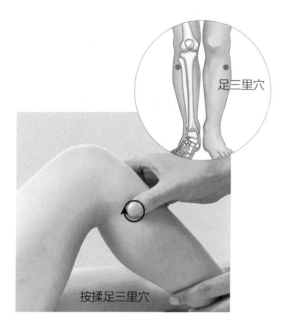

足三里穴

按揉足三里穴

按揉足三里穴

【作用】按揉足三里穴可增强抵抗力、调理脾胃、补中益气、通经活络、扶正祛邪等，进而帮助孩子成长和增高。

【穴位】外膝眼下3寸，胫骨旁1寸。

【方法】孩子采取坐位，家长用拇指指面用力在足三里穴之上，垂直用力，向下按压，按而揉之，其余四指握拳或张开，起支撑作用。按摩时会产生酸、麻、胀、痛和走窜等感觉，持续数秒后，渐渐放松即可。

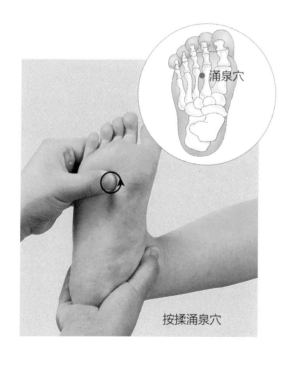

涌泉穴

按揉涌泉穴

按揉涌泉穴

【作用】按揉涌泉穴可增强孩子体质，提高抵抗力，还可提高孩子的睡眠质量。

【穴位】足掌前1/3与后2/3交界处。

【方法】家长用拇指或食指或中指指端来回按揉涌泉穴处，每穴揉100次为宜。

孩子增高长个，
按揉涌泉、命门很关键

让孩子增高长个，是每位父母的期望。如果要想充分发挥孩子身高增长的潜力，首先要保证均衡的饮食营养和充足的睡眠，以及让孩子科学地锻炼身体。在此基础上，配合一些有利于孩子长高的按摩，会有更好的效果。

扫一扫，看视频

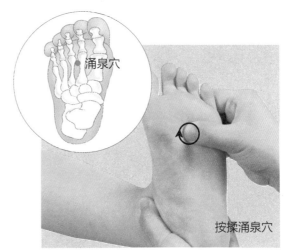

涌泉穴

按揉涌泉穴

【作用】按揉涌泉穴可补肾壮骨，使孩子身体增高、骨骼发育健全。

【穴位】足掌前 1/3 与后 2/3 交界处。

【方法】家长用拇指指端按揉孩子涌泉穴 50~100 次。

按揉涌泉穴

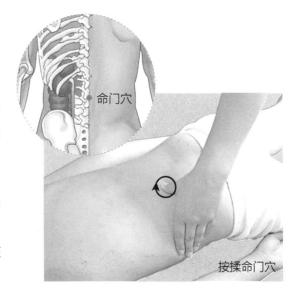

命门穴

按揉命门穴

【作用】按揉命门穴，可以培补肾气。肾主骨，肾气旺盛，才能有效激活骨骼的功能。骨骼正常生长，孩子的个子才能长高。

【穴位】第 2 腰椎棘突下方凹陷中即是命门穴，位于后正中线上。

【方法】孩子取俯卧位，用拇指在孩子命门穴上按揉 10~30 次。

按揉命门穴

孩子补脾益胃，清胃经、按揉胃俞穴

　　脾和胃都是消化器官，中医认为，脾胃同为"气血生化之源"，是"后天之本"。脾胃虚弱会导致孩子对食物消化、吸收、转化利用的能力下降，造成孩子营养不良、体虚、免疫力下降等，从而引发各种疾病，因此给孩子调理脾胃是强身健体、长个的基础。

扫一扫，看视频

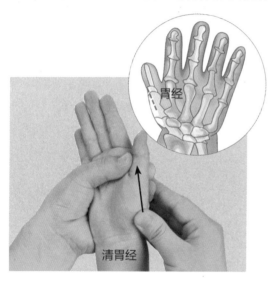

清胃经

清胃经

【作用】清胃经有清中焦湿热的作用，可以和胃降逆，疏泄胃火，调理孩子脾胃不和，为孩子长个提供营养基础。

【穴位】拇指第一掌骨桡侧缘处。

【方法】家长用一手拇指指腹，从孩子大鱼际外侧缘掌根处直推向拇指根 50~100 次。

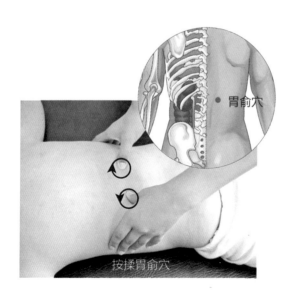

胃俞穴

按揉胃俞穴

按揉胃俞穴

【作用】按揉胃腧能够健脾和胃、促进食物消化，对孩子长个有好处。

【穴位】位于背部，当第 12 胸椎棘突下，旁开 1.5 寸。

【方法】孩子取俯卧位，用拇指在孩子胃俞穴上按揉 10~30 次。

这样做　孩子长得高　视力好

孩子发育迟缓，
补肾经、按揉肝俞穴

中医认为，肾主骨，孩子发育迟缓多是由肝肾不足，不能濡养筋骨，使筋骨不能按期生长发育所致，按摩可补养肝肾，强筋壮骨，促进孩子长个。

扫一扫，看视频

补肾经

【作用】补肾经能补肾，强健骨骼，促进孩子生长发育，尤其是身高的发育。

【穴位】小指掌面指尖到指根成一直线。

【方法】家长用拇指指腹从孩子小指尖向指根方向直推肾经 20~50 次。

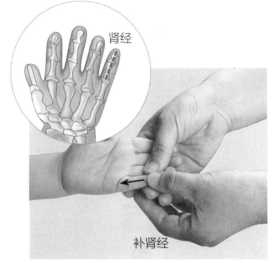

肾经

补肾经

按揉肝俞穴

【作用】按揉肝俞穴可补养肝肾，使筋骨健壮，促进孩子长个。

【穴位】位于背部，肩胛骨下角水平连线与脊柱相交椎体处，往下推 2 个椎体，其下缘旁开 1.5 寸处即是肝俞穴。

【方法】家长用拇指指腹按揉孩子肝俞穴 30~50 次。

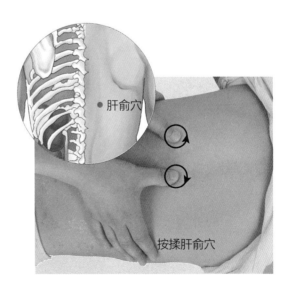

肝俞穴

按揉肝俞穴

孩子厌食，补脾经、揉板门

厌食指的是孩子在较长一段时间里饮食不香，或者拒绝饮食，并逐渐出现身体消瘦，进而影响孩子长个。这种情况多是喂养方式不当、过度给孩子喂养高营养品，从而导致孩子消化能力不足，出现食欲不振的情况，按摩调理多以健脾和胃、促进消化吸收为主。

扫一扫，看视频

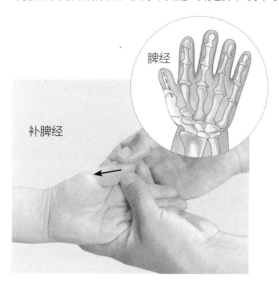

脾经

补脾经

补脾经

【作用】补脾经可以健脾和胃，对调理孩子食欲不振、厌食等问题有益，孩子食欲好了，有利于长个。

【穴位】拇指桡侧面，指尖到指根成一直线。

【方法】家长用拇指指腹从孩子拇指尖向指根方向直推脾经50~100次。

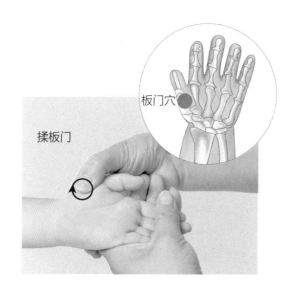

板门穴

揉板门

揉板门

【作用】揉板门可以健脾和胃、消食化滞，改善孩子吃饭不香，对孩子强健骨骼有好处。

【穴位】大鱼际部域大指本节0.5寸处。

【方法】家长用拇指端揉孩子板门50~100次。

按揉中脘穴

【作用】按揉中脘穴可辅助改善孩子
食欲不振、腹泻、呕吐等情况，有
助于孩子吸收营养，促进身体发育。

【穴位】肚脐直上 4 寸处。

【方法】家长用掌根或中间三指按
照顺时针方向揉孩子中脘穴 3~5
分钟。

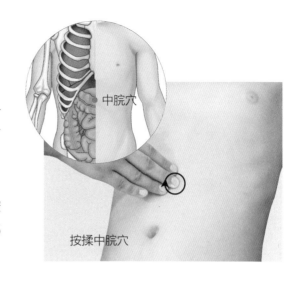

按揉脾俞穴

【作用】按揉脾俞穴可健脾胃、消食
助运，有利于孩子吸收营养，为长
身体提供营养基础。

【穴位】在第 11 胸椎棘突下，旁开
1.5 寸，左右各一穴。

【方法】家长用拇指指腹按揉孩子脾
腧穴 100 次。

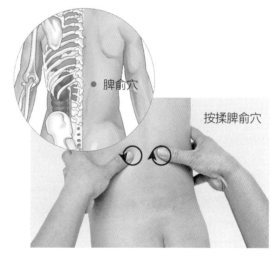

清大肠经

【作用】清大肠经能清大肠实热，起
到通便的作用，有利于提高孩子进食
兴趣，为孩子生长与发育提供营养。

【穴位】食指桡侧缘，从食指端到虎
口的一条纵向连线。

【方法】家长从孩子虎口直推向食指
尖 100~300 次。

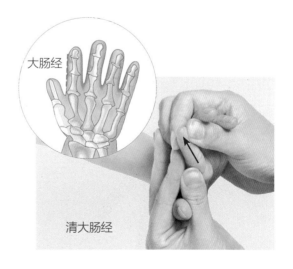

孩子积食，运内八卦

"积食"是中医的一个病症，指孩子胃肠乳食停聚、不能消化，出现腹部胀满或疼痛、食欲缺乏、大便失调。积食多是孩子食入过量生冷、油腻食物造成的。按摩调理积食以消食导滞、健脾益胃为主。

扫一扫，看视频

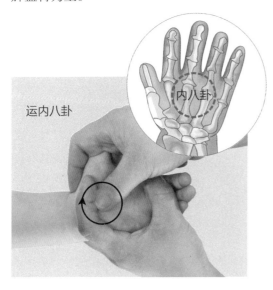

运内八卦

运内八卦

【作用】运内八卦可以消食化积、理气化痰，增强孩子营养的吸收，为长个提供营养基础。

【穴位】手掌面，以掌心（劳宫）为圆心，以圆心至中指根横纹内 2/3 和外 1/3 交界点为半径画一圆，内八卦即在此圆上。

【方法】家长左手捏住孩子的食指、中指、无名指，用右手拇指指腹着力，顺时针方向运内八卦 20~50 次。

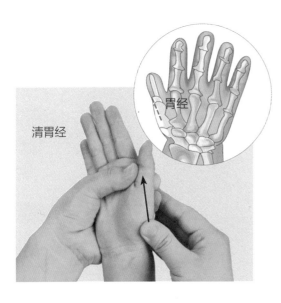

清胃经

清胃经

【作用】清胃经可以和胃降逆、泻胃火，有助于提高孩子的食欲。

【穴位】拇指第 1 掌骨桡侧缘。

【方法】家长用一手的拇指指腹从孩子大鱼际外侧缘掌根处，直推向拇指根 100~300 次。

孩子腹泻，揉脐、推上七节骨

孩子腹泻是脾胃功能失调而导致的一种消化道疾病，四季皆可发生，夏秋季较多见。慢性腹泻往往会导致营养不良、生长发育迟缓等症。中医认为，小儿腹泻的原因有小儿脾胃虚弱、喂养不当、饮食生冷不洁或外感风寒等，这些都会导致脾胃运化失调，引起腹泻。

扫一扫，看视频

揉脐

【**作用**】揉脐可温阳散寒、补益气血、健脾和胃、消食导滞等，对缓解孩子腹泻效果不错，进而为孩子长个提供丰富的营养。

【**穴位**】脐中心。

【**方法**】家长除拇指外，将四指并拢放在孩子脐部。按揉脐部 1~3 分钟。

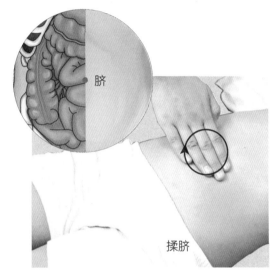

脐

揉脐

推上七节骨

【**作用**】推上七节骨可温阳止泻，改善腹泻，为孩子生长发育提供充足的营养。

【**穴位**】第 4 腰椎至尾骨端（长强）成一直线。

【**方法**】家长用拇指桡侧面或食中二指自下而上直推 50~100 次。

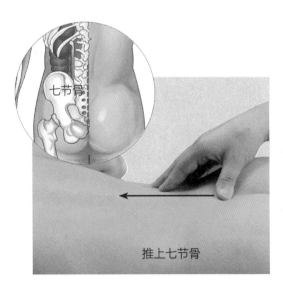

七节骨

推上七节骨

孩子饭后呕吐，推膻中、按揉内关穴

呕吐是指胃内容物或一部分小肠内容物，通过食管逆流出口腔的一种复杂的反射动作，是小儿常见的一种消化道症状。常见表现为饭后呕吐、吐物酸臭或呈清稀黏液，时有恶心、嗳气、脘腹胀痛、不思进食等，时间久了就会影响孩子对营养的吸收，进而阻碍孩子长个，所以应及时调理。

扫一扫，看视频

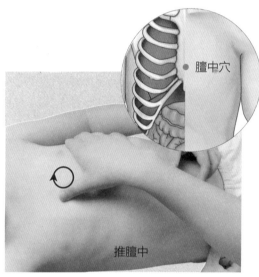

膻中穴

推膻中

推膻中

【作用】膻中穴有理气宽胸、止咳化痰、止呕的功效。推膻中能有效改善孩子呕吐等问题，为孩子长个提供营养。

【穴位】前正中线上，两乳头连线的中点处。

【方法】家长用拇指桡侧缘从孩子天突穴向下直推至膻中穴50~100次。

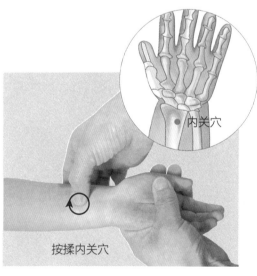

内关穴

按揉内关穴

按揉内关穴

【作用】按揉内关穴可理气止痛、调和脾胃，缓解孩子饭后呕吐等，可为孩子长个提供充足的营养。

【穴位】伸臂仰掌，腕横纹正中上2寸，两筋之间。

【方法】家长用拇指指端按揉孩子内关穴100~300次。

这样做 孩子长得高 视力好

孩子肚子咕咕响，肠胃受了伤，推胃经、清小肠经

小儿肠鸣的主要原因是消化不良引起的肠道菌群失调，有害菌大量繁殖产生多余气体。肠道蠕动不足，不能很好地将气体排出体外，从而引起腹胀、肠鸣等不适。中医认为，肠鸣多与积食有关。积食导致肠道产气过多，且不能顺畅排出，就会影响孩子对营养的吸收，进而影响孩子长高个。

扫一扫，看视频

推胃经

【作用】推胃经有清中焦湿热的作用，可以和胃降逆，调理脾胃不和引起的肠鸣，为孩子长高个提供营养物质。

【穴位】拇指第1掌骨桡侧缘。

【方法】家长用拇指、食指握持孩子的拇指和掌关节，用另一手的拇指腹从孩子拇指根处向掌根推大鱼际外侧缘，来回推50~100次。

清小肠经

【作用】清小肠经能呵护孩子肠道，止肠鸣，有利于孩子吸收营养，辅助长个高。

【穴位】小指尺侧赤白肉际，自指尖到指根成一直线。

【方法】家长用拇指指腹从孩子指根向指尖方向推小肠经100次。

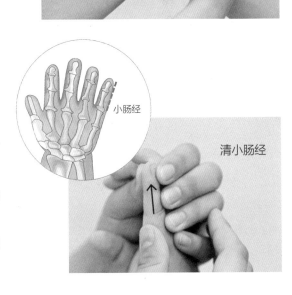

推胃经

小肠经

清小肠经

孩子睡不好，按摩攒竹和睛明穴

生活中，有些孩子会因各种原因出现睡不着觉的情况。孩子睡不着觉或睡眠质量不高，时间长了就会影响生长发育和长个。家长到底该如何解决孩子睡眠问题呢？按摩是一个不错的选择。按摩可以迅速诱导孩子睡觉，提高睡眠质量。所以，不管孩子睡眠质量怎么样，家长学学按摩知识，对提高孩子睡眠质量有很大的帮助。

扫一扫，看视频

按摩攒竹和睛明穴

【作用】按摩攒竹、睛明穴可疏通经络、调节眼肌，达到缓解疲劳、振奋精神的作用。

【穴位】

攒竹穴在面部，当眉头凹陷中，框上切迹处。

睛明穴位于目内眦外，在鼻梁两侧距内眼角半分的地方。

【方法】家长用拇指端按揉攒竹穴和睛明穴 10~20 次。

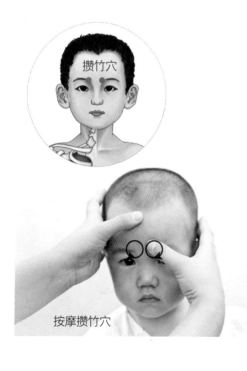

按摩攒竹穴

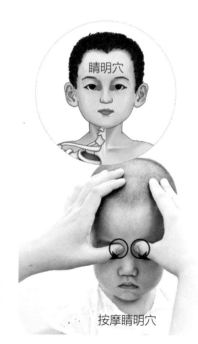

按摩睛明穴

按摩风池和太阳穴

【作用】按摩风池和太阳穴可稳定心神，从而达到促进睡眠的效果。

【穴位】

风池穴位于颈部，后发际胸锁乳突肌与斜方肌之间的凹陷处。

太阳穴位于眉梢和外眼角后方的凹陷处。

【方法】双手拇指分别放在孩子同侧风池穴，其余四指附在头部两侧，适当用力揉1分钟。双手拇指分别放在孩子两侧太阳穴，其余四指固定头部，适当用力揉1分钟。

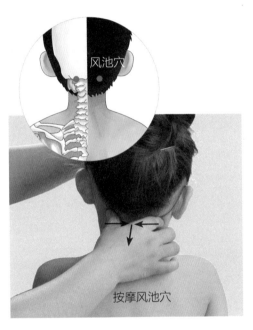

按摩风池穴

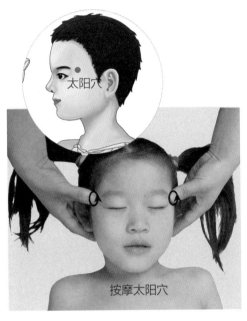

按摩太阳穴

按摩百会穴

【作用】按摩百会穴稳定心神，提高睡眠质量。

【穴位】头部的正中线上，即头顶正中央。

【方法】用拇指指腹轻揉百会穴10~20次，不宜时间过长。

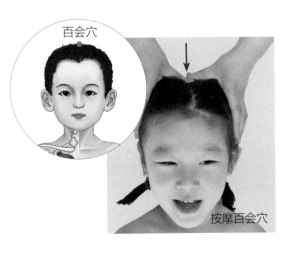

按摩百会穴

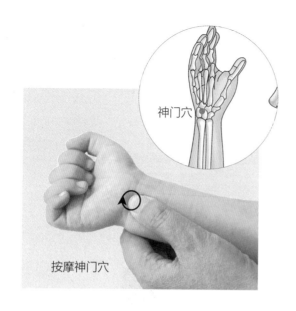

神门穴

按摩神门穴

按摩神门穴

【作用】按摩神门穴可缓解紧张情绪，促进睡眠。

【穴位】在腕前区，腕掌侧远端横纹尺侧端，尺侧腕屈肌腱的桡侧缘。

【方法】家长用拇指指腹按揉孩子神门穴1~3分钟，以感觉酸胀为宜。

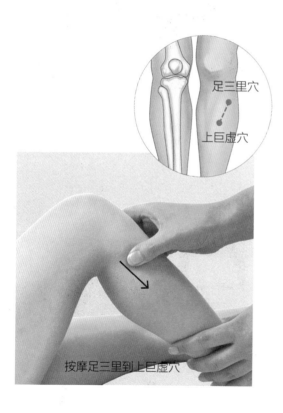

足三里穴

上巨虚穴

按摩足三里到上巨虚穴

按摩足三里到上巨虚穴

【作用】按摩足三里到上巨虚穴可以放松身心，轻松入睡。

【穴位】外膝眼下3寸，胫骨旁1寸即为足三里穴。

在犊鼻穴下6寸，足三里穴下3寸即为上巨虚穴。

【方法】每天睡前，家长双手握拳，伸直中指，然后从左右两腿膝下的足三里穴向下按摩到上巨虚穴大约3寸的地方，上下反复按摩100次左右。

清心经

【作用】有清心火的功效，调理烦躁、夜啼等。

【穴位】中指掌面指根到指尖成一直线。

【方法】用拇指指腹从孩子中指指根向指尖方向直推心经 50~100 次。

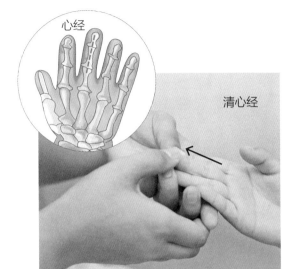

心经

清心经

搓足

【作用】搓足可刺激足部神经和一些催眠穴位，会让孩子放松身体，促进尽快入睡。

【方法】睡前给孩子泡泡脚，泡脚的同时，家长用手从里向外搓脚心，大约 100 次，还可以稍稍捶打足部。

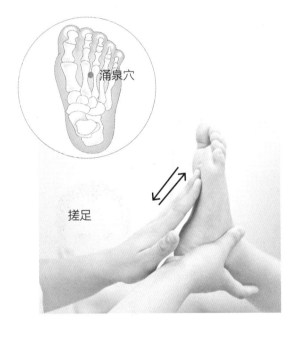

涌泉穴

搓足

小贴士

给孩子做助眠按摩时间要适中，睡前 1 小时做比较好，过早做，起不到助眠效果，过晚做，家长比较疲劳，难以发挥按摩的作用。

孩子近视，按揉睛明穴、推坎宫

孩子的近视多是假性近视，是眼睫状肌经常处于紧张疲劳状态，造成视力减退。经过适当休息、按摩，可使麻痹痉挛的睫状肌放松，视力就可得到恢复。调理近视以疏经通络、养血明目为主。

扫一扫，看视频

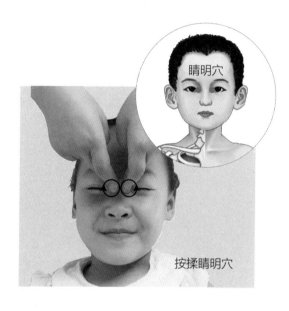

按揉睛明穴

按揉睛明穴

【作用】按揉睛明穴可明目止痛，对改善孩子目赤肿痛、近视、弱视、斜视等有辅助作用。

【穴位】目内眦外，在鼻梁两侧距内眼角半分的地方。

【方法】家长用拇指端按揉孩子睛明穴（向眼睛正上方按揉）10~20 次。

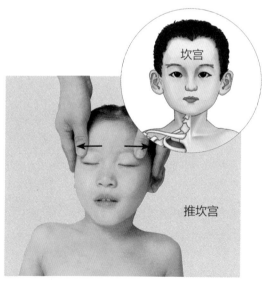

推坎宫

推坎宫

【作用】推坎宫可醒神明目。主治孩子近视、斜视等。

【穴位】自眉心至眉梢成一直线。

【方法】家长用两拇指指腹自孩子眉头向眉梢分推坎宫 20~50 次，叫推坎宫，也叫分阴阳。

这样做　孩子长得高　视力好

孩子斜视，按揉太阳穴、睛明穴

斜视俗称"斗鸡眼"或"斜白眼"，指双眼在注视目标的时候，一眼的视线偏离目标。调理斜视以舒筋活络、改善眼肌功能为主。

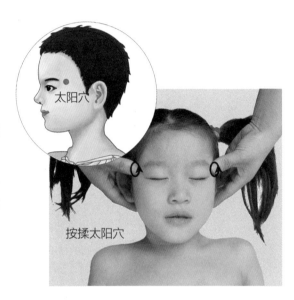

按揉太阳穴

按揉太阳穴

【作用】按揉太阳可以醒脑开窍、保护视力，对改善孩子斜视等有好处。

【穴位】眉梢后凹陷处，左右各一穴。

【方法】家长用拇指指端按揉孩子太阳穴10次。

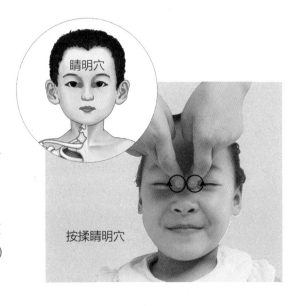

按揉睛明穴

按揉睛明穴

【作用】按揉睛明穴可明目止痛，对孩子斜视等有一定的调理作用。

【穴位】目内眦旁0.1寸，左右各一穴。

【方法】家长用用拇指指端按揉孩子睛明穴（向眼睛正上方点揉）10~20次。

预防孩子红眼病，
推印堂穴、搓涌泉穴

"红眼病"医学上称为"急性结膜炎"，是由细菌或病毒所致的一种急性、流行性结膜炎症。此病传染性较强，常会在家庭和集体单位中暴发流行，多发生于春夏季节。常见症状为结膜充血、眼睛发红、眼皮肿胀、流泪怕光、不敢睁眼等。

扫一扫，看视频

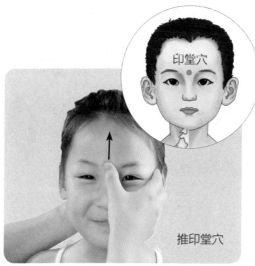

推印堂穴

推印堂穴

【作用】印堂可安神定惊，明目通窍，对预防春夏红眼病等有好处。

【穴位】前正中线上，两眉头连线的中点处。

【方法】家长用双手拇指指腹从孩子印堂穴开始，向上直线推动至发际10次。

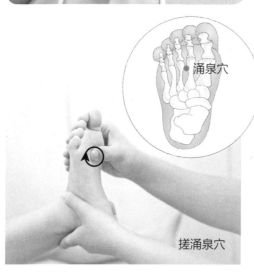

搓涌泉穴

搓涌泉穴

【作用】搓涌泉穴可清楚体内热毒，对调理孩子春夏两季引发的结膜炎有效果。

【穴位】足掌心前1/3与后2/3交界处。

【方法】家长用用手掌搓擦孩子涌泉穴50~100次。